Sonnenkräuter für die Seele

Selbst gemachte Hausmittel und
Anwendungen, die unsere Stimmung heben

Inhalt

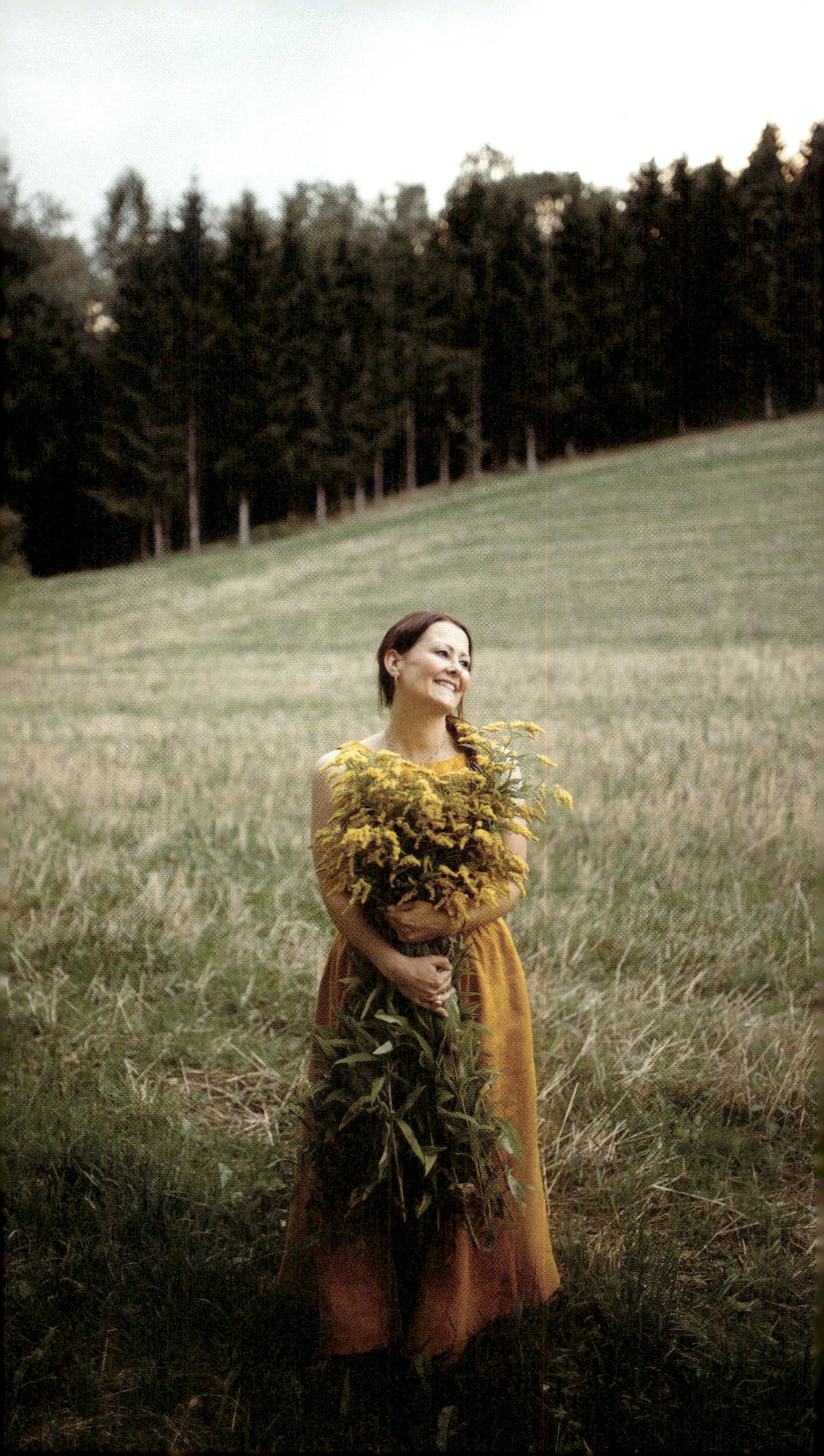

Vorwort

Stell dir vor: Es ist Sommerzeit, und du stehst barfuß im Gras. Die Sonne berührt deine Haut, ein laues Lüftchen umweht deine Haare und der Duft von frisch gemähtem Heu erfüllt die Luft. Die Schwere des Alltags fällt von dir ab, und du fühlst dich frei, leicht und voller Lebensfreude. Genau diese Momente – voll von Sonne, Wärme und unbeschwerter Leichtigkeit – möchte ich dir mit diesem Buch und den darin enthaltenen Weisheiten und Rezepten näherbringen.

Pflanzen wie Johanniskraut, Ringelblume, Königskerze oder auch Rosmarin und Thymian scheinen die Kraft der Sonne in sich zu tragen. Sie blühen und gedeihen voller Ausdauer in den heißen Sommermonaten, speichern ihre Energie in Blättern und Blüten und schenken uns ihre Wirkung, selbst wenn der Sommer schon längst vergangen ist. Nicht umsonst werden sie auch gerne »Sonnenkräuter« genannt – sie erhellen unser Gemüt auch an dunklen Tagen und bringen ein Stückchen Sonne in unsere Herzen.

Ich lade dich ein, die Vielfalt sowie die Kraft der Sonnen- und Sommerkräuter zu entdecken. Sie dürfen unseren Körper und unsere Seele mit Lebensfreude erfüllen und ein Symbol der Leichtigkeit sein. Schließe die Augen und spüre die sonnendurchfluteten Felder und Wiesen, wo die Luft nach frischem Heu und Kräutern duftet und der Himmel endlos blau erscheint. Spüre die Sonnenstrahlen auf der Haut und rieche die Aromen des Sommers, die du mithilfe meiner Rezepte bis in den Winter mitnehmen kannst.

Neben spannenden Informationen über die Wirkungen der Sonnenkräuter findest du hier kreative Rezepte, die deine Seele berühren – für Tage, an denen du dir ein Stück Sommer zurückholen möchtest. Ob in Tees, Tinkturen, Salben oder kulinarischen Köstlichkeiten: Die Kraft der Sonne und ihre Kräuter werden dich stärken, erhellen und mit Lebensfreude erfüllen – das ganze Jahr über.

Komm mit mir auf diese gemeinsame Sommerreise und lass uns die Sonne in unser Leben holen – mit all ihrer Wärme, Leichtigkeit und heilenden Kraft!

Viel Freude!

Deine Doris

Warum die Sonne unsere Seele erhellt

Viele von uns sehnen sich nach Sommer und Sonne. Nicht umsonst zieht es in den dunklen Wintermonaten viele Menschen in wärmere Gefilde. Die Sonne ist der strahlende Mittelpunkt unseres Lebens, der Wärme, Licht und Lebensenergie schenkt. Alles dreht sich um die Sonne, denn sie ist nicht nur ein Himmelskörper, sondern auch die Quelle allen Lebens. Schon immer hat die Sonne den Rhythmus unseres Daseins bestimmt, gemeinsam mit dem Mond lenkt sie den Wechsel von Tag und Nacht, Kälte und Wärme, Aktivität und Ruhe.

Die Verehrung der Sonne geht weit zurück – in vielen Kulturen wurde sie als göttliches Wesen gepriesen, zu dessen Ehren es heilige Feste gab. Daher ist es auch nicht verwunderlich, dass nach den finsteren Wintermonaten die immer kräftiger werdende Sonne im Frühjahr begrüßt wurde. In manchen Alpendörfern, wo die Sonne im Winter durch die hohen Berge nur wenig zu sehen ist, feierten die Menschen die Rückkehr der Sonne mit prächtigen Festen. Diese alten Traditionen wiederzubeleben – die Sonne zu begrüßen, sie im Frühling zu feiern und sich im Herbst und Winter von ihrem Licht zu verabschieden –, erinnert uns an den natürlichen Rhythmus des Lebens. Wir müssen nicht das ganze Jahr über in der gleichen Geschwindigkeit leben, wie es die moderne Gesellschaft oft verlangt. Wenn wir uns wieder mehr der Natur hingeben und im Einklang mit ihr leben, fühlen wir uns geerdeter, kräftiger und im wahrsten Sinne des Wortes strahlender.

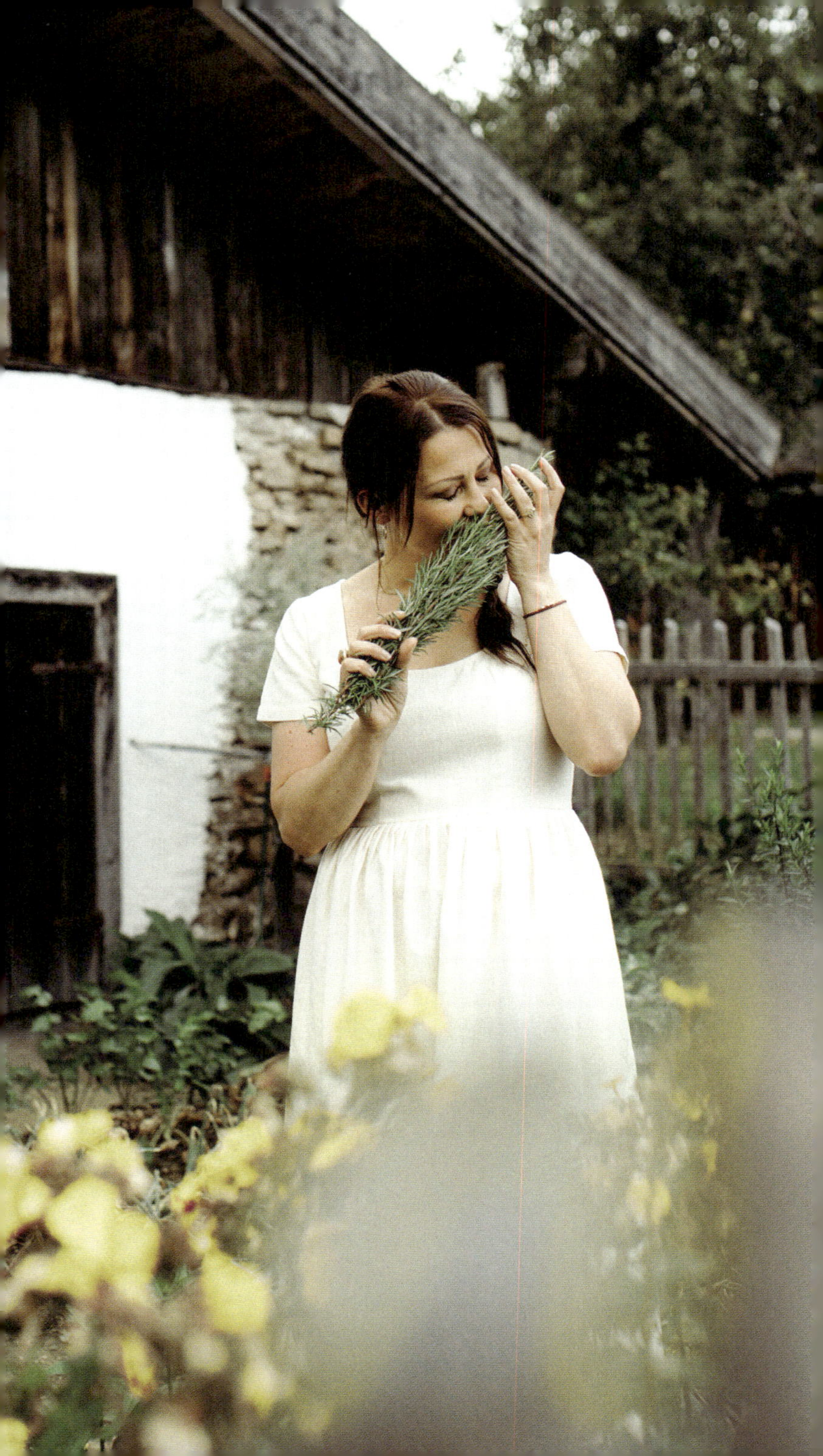

Die Kraft der Sonne spiegelt sich auch in der Natur wider. In Pflanzen, Tieren und Mineralien finden wir ihre strahlende Energie. Das leuchtende Gelb und Orange von Sonnenkräutern wie Johanniskraut, Ringelblume und Königskerze fängt das Licht der Sonne ein. Auch im Gold, im funkelnden Bernstein und in der summenden Biene, die uns den goldenen Honig schenkt, spüren wir die Sonnenkraft. Die Sonne steht für Lebensfreude, Lebenskraft und Selbstbewusstsein.

Natürlich geht es auch hier um die Balance, ein Zuviel an Sonne kann schaden – Sonnenbrand, ausgetrocknete Erde und vertrocknete Felder erinnern uns daran. In Maßen ist die Sonne ein wahres Heilmittel. Sonnenkräuter, die unter ihrer strahlenden Energie heranwachsen, schenken uns ihre Kraft, sind reich an ätherischen Ölen und haben eine wohltuende Wirkung auf Körper und Geist. Sie hellen unsere Stimmung auf, gleichen uns aus und sind Balsam für die Seele.

Wenn wir an einem Sommertag durch Wiesen und Felder streifen und Kräuter sammeln, erleben wir die Kraft der Sonne hautnah. Das Sammeln von Pflanzen, das Fühlen, Riechen und Begreifen ihrer Energie stärkt nicht nur unseren Körper, sondern auch unser inneres Licht. Im Winter, wenn wir uns einen Tee aus diesen gesammelten Sonnenkräutern zubereiten, können wir die Erinnerungen an die sonnigen Tage und die gesammelte Lebensfreude wieder aufleben lassen. So holen wir uns die Sonne in den Alltag zurück und stärken unsere eigene Sonnenkraft.

Selbst wenn du keine Möglichkeit hast, Kräuter in der Natur zu sammeln, kannst du auf getrocknete Sonnenkräuter zurückgreifen. Ob als Tee, Salbe oder Tinktur – sie bringen das innere Licht zum Strahlen und schenken dir Wohlbefinden und innere Stärke.

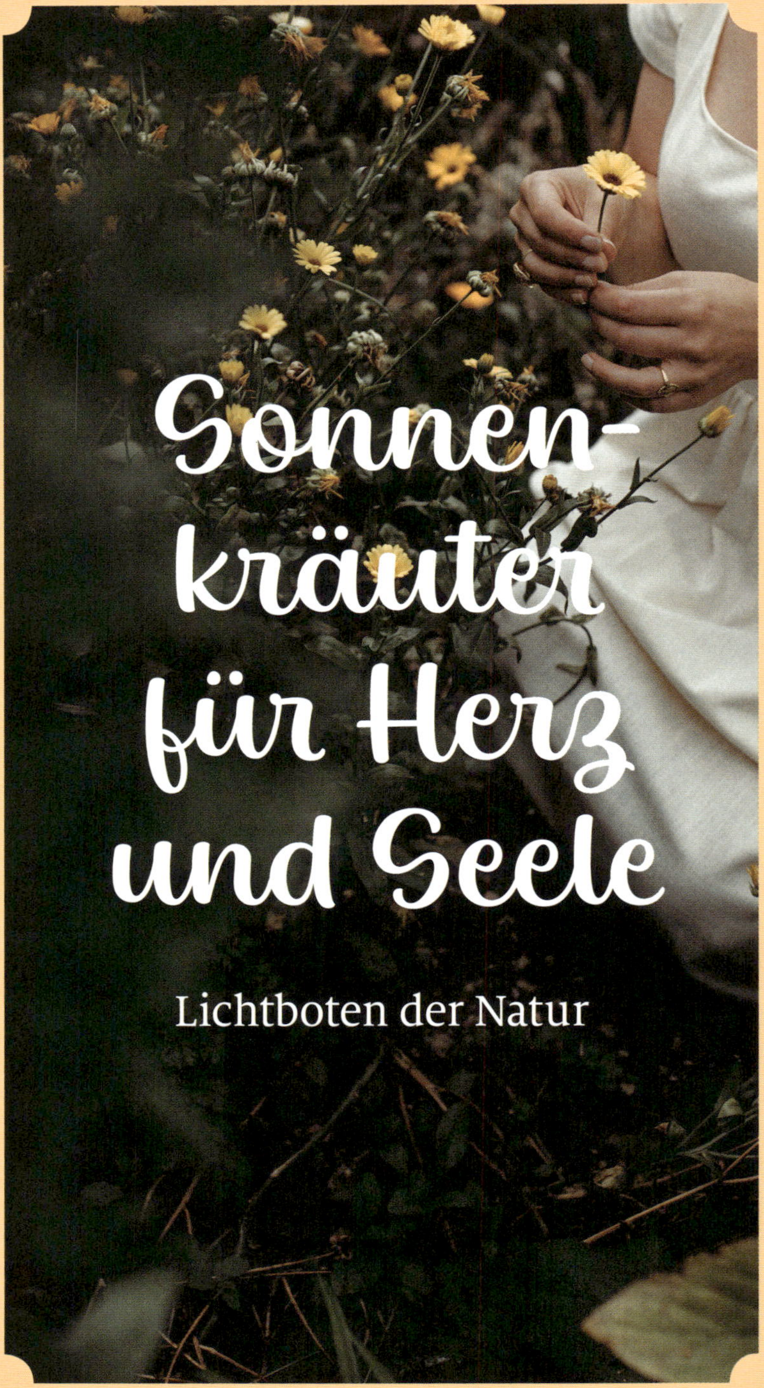

Sonnenkräuter für Herz und Seele

Lichtboten der Natur

Sonnenkräuter speichern die wärmende Kraft der Sonne in ihren Blüten und Blättern. Diese können wir für unsere Gesundheit und unser Wohlbefinden nutzen. Doch was genau macht sie so besonders? Jede Pflanze benötigt die Sonne zum Wachsen und Gedeihen, aber es gibt einige Pflanzen, die besonders viel Sonnenkraft in sich tragen. Es gibt keine feste Einteilung, was eine Sonnenpflanze ausmacht, doch bestimmte Merkmale weisen auf ihre enge Verbindung zur Sonne hin. Ein charakteristisches Zeichen ist ihre leuchtende Farbe: Oft strahlen sie in Gelb- und Orangetönen, die an die Sonne selbst erinnern. Auch die Anordnung der Blütenblätter spielt eine Rolle – beim Gänseblümchen oder dem Sonnenhut etwa reihen sie sich wie Sonnenstrahlen aneinander.

Sonnenkräuter bevorzugen meist helle und sonnige Standorte – etwa Rosmarin, Thymian oder Majoran, die nur in der Sonne ihre volle Kraft entfalten können. Königskerze oder Alant wachsen gerne hoch empor, um dem Sonnenlicht so nahe wie möglich zu sein – sie sind wahrhaft »lichthungrig« und gedeihen prächtig in sonnigen Lagen.

Einige dieser besonders »sonnigen« Kräuter werden im folgenden Kapitel genauer vorgestellt. Jede dieser Pflanzen trägt auf ihre ganz eigene Weise die Kraft des Lichts in sich. Sie schenken uns Ruhe und Ausgeglichenheit, unterstützen uns in Zeiten von Anspannung und Stress und erhellen unser Gemüt, wenn die Tage dunkler werden.

Die Wurzel der Sonne und der Elfen

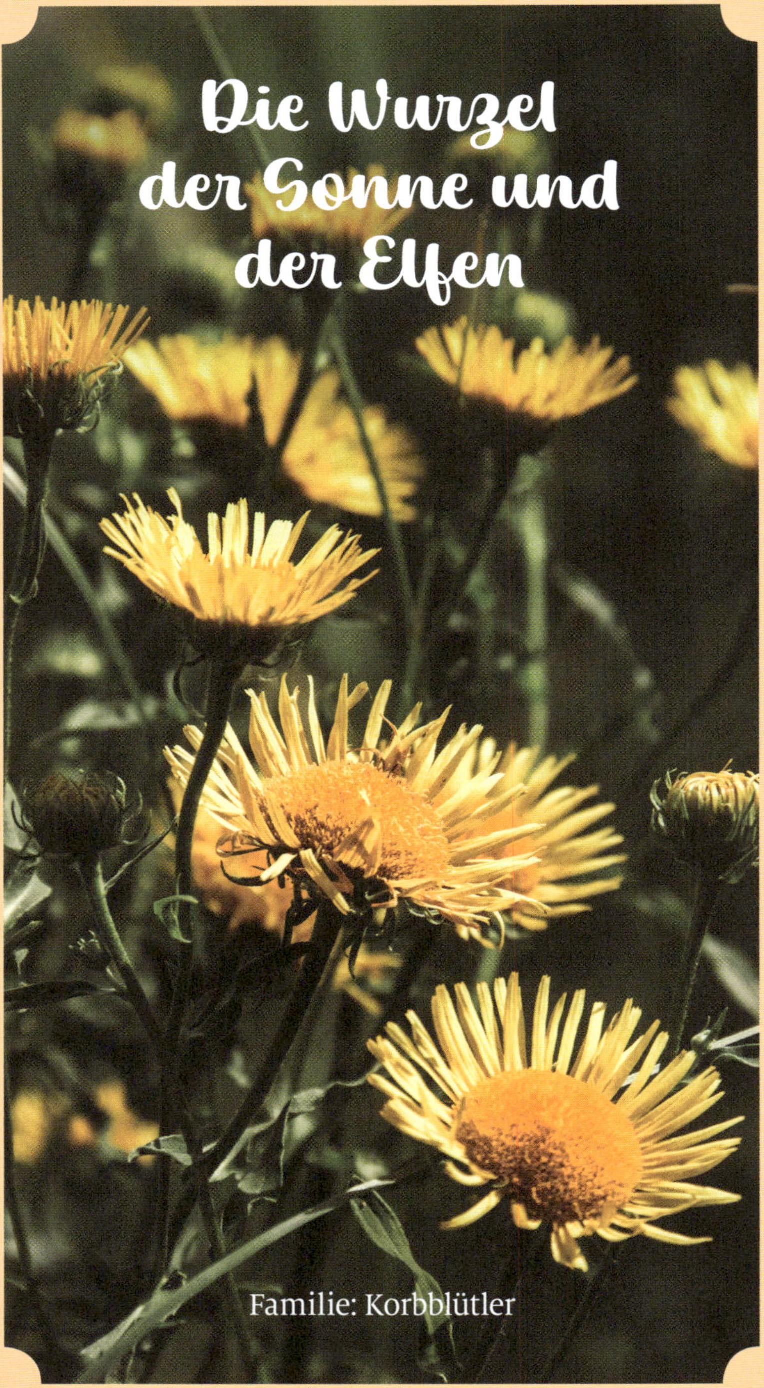

Familie: Korbblütler

Alant

Inula helenium

Der majestätische Alant, auch bekannt als »Odinskopfwurzel« oder »Elfenwurz«, hat seit jeher einen festen Platz in der traditionellen Heilkunst und der Mythenwelt. Seine leuchtenden, sonnenähnlichen Blüten ragen oft bis zu 2,5 Meter hoch empor und strahlen eine innere Wärme und Kraft aus, die bereits unsere Vorfahren tief beeindruckte. Ursprünglich aus Süd- und Osteuropa stammend, wurde er schnell zum Heil- und Schutzkraut in Klostergärten und in der Volksmedizin.

Sein Beiname *helenium* führt uns zurück zur griechischen Sage der schönen Helena von Troja: Der Legende nach soll der Alant aus Helenas Tränen erwachsen sein. Seine Blüten, die an goldene Sonnen erinnern, spiegeln sowohl die Energie der Sonne als auch eine leise Melancholie wider, die ihn in der Mythologie und als Begleiter auf unserem Heilungsweg unvergleichlich macht.

Als mehrjährige Staude bevorzugt der Alant sonnige Standorte, wo seine Blüten von Juni bis September wie kleine Sonnen aufleuchten und den Garten erhellen.

Hildegard von Bingen empfahl die Alantwurzel bei Husten und Bronchitis und riet zu einem Auszug in Wein bei Magenbeschwerden – ein Tipp, der bis heute geschätzt wird. Die kraftvolle Wurzel wird in der Naturheilkunde aufgrund ihrer schleimlösenden, antiseptischen und verdauungsfördernden Eigenschaften gerne verwendet und ist eine wohltuende Unterstützung bei Atemwegserkrankungen sowie bei Magen- und Darmbeschwerden. Hat man eine Allergie gegen Korbblütler, sollte man Alant aber besser nicht verwenden.

Die Wurzel, die bis zu 44 Prozent Inulin enthält – ein Ballaststoff, der nach der Pflanze selbst benannt wurde –, wird auch heute noch in der Naturheilkunde geschätzt. Dieses »Alantstärke« genannte Inulin unterstützt sanft die Verdauung und fördert das Wohlbefinden.

Neben seiner heilsamen Wirkung schenkt Alant auch beim Räuchern Wärme und Leichtigkeit. Sein weicher, veilchenartiger Duft, der an Weihrauch erinnert, hat eine tief beruhigende und erdende Wirkung. Er vertreibt Traurigkeit und Stress, öffnet das Herz, löst festgefahrene Gedanken und hebt die Lebensfreude. Es heißt, Alant bringe die Sonne ins Herz und helfe uns, Altes loszulassen und uns innerlich wieder aufzurichten.

Der Alant wird zudem oft als Sitz der Elfen und Engel gesehen und als Symbol der Reinigung verehrt. Seine Anwesenheit schafft eine Brücke zur Welt der Naturgeister und Elfen – vielleicht auch deshalb findet man ihn besonders in naturnahen Gärten, wo er die Erde und unsere Verbindung zu ihr beschützt.

Meine Tipps

Ein Tee mit je einem Teil Alantwurzel, Spitzwegerich und Thymian hilft bei Bronchialleiden und Husten. Für eine Tasse Tee 1 TL der Teemischung mit kochendem Wasser übergießen und etwa 10 Minuten ziehen lassen. Danach abseihen und schluckweise trinken.

Zur allgemeinen Stärkung können Alantwurzeln auch in Wein angesetzt werden. Dafür etwa 50 g Alantwurzeln in Rotwein ansetzen und für 3–4 Wochen ziehen lassen. Anschließend abseihen und täglich ein kleines Likörglas genießen.

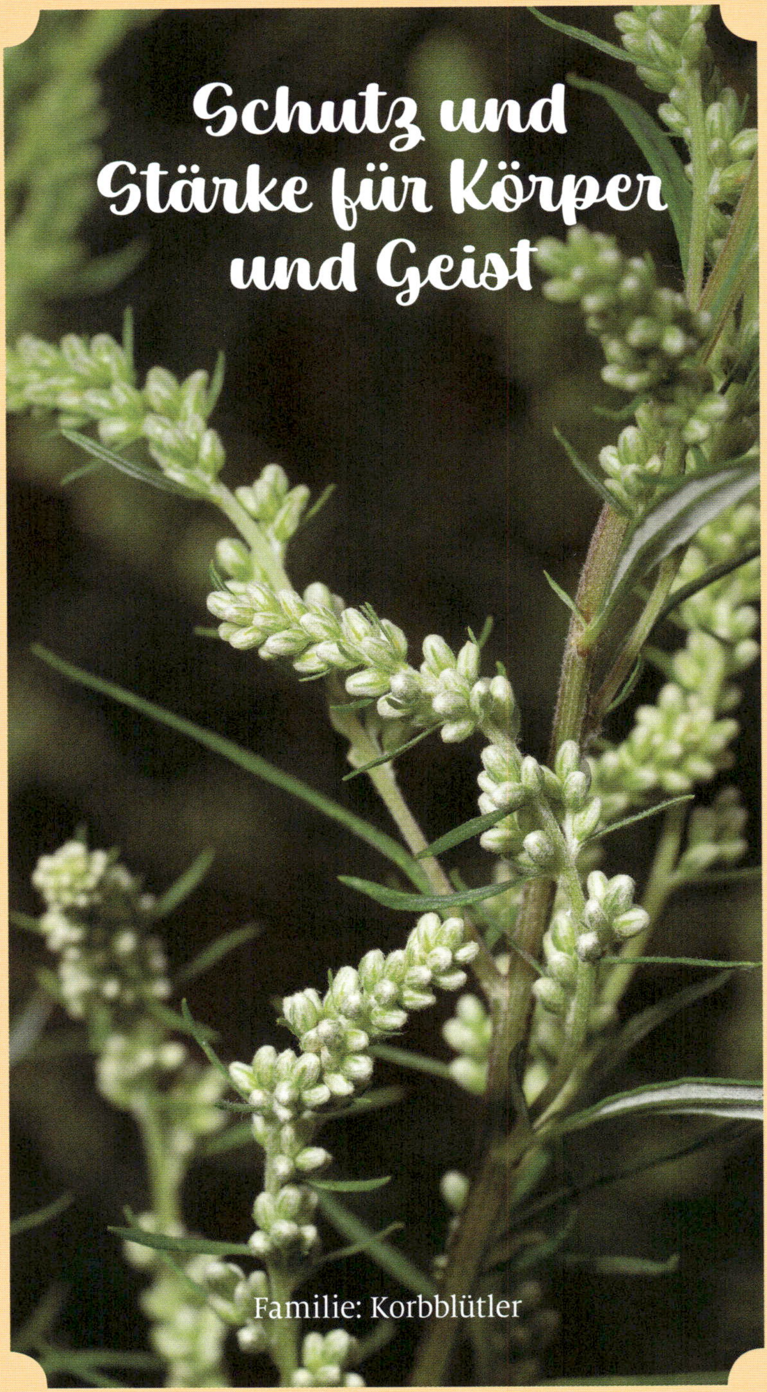
Schutz und
Stärke für Körper
und Geist
Familie: Korbblütler

Gewöhnlicher Beifuß

Artemisia vulgaris

Dem Beifuß haftet etwas Magisches an. In alten Legenden findet man ihn als Zauberkraut, in der Naturheilkunde wird er besonders als Frauenheilpflanze geschätzt. Auch wenn seine kleinen, unscheinbaren Blüten ihn nicht gerade zur typischen Sonnenpflanze machen und er laut Signaturenlehre dem Mond zugeordnet wird, trägt er dennoch ein inneres Feuer in sich, das besonders zur Sommersonnenwende zum Vorschein kommt, weshalb er für mich in dieses Buch aufgenommen werden musste. Denn auch heutzutage darf Beifuß als Räucherpflanze nicht fehlen – seine reinigende und schützende Wirkung hilft, negative Energien zu vertreiben und den Körper sowie die Seele wieder ins Gleichgewicht zu bringen.

Sein botanischer Name *Artemisia vulgaris* leitet sich von der griechischen Göttin Artemis ab, der Schutzpatronin der Frauen und Gebärenden sowie der Kräuterkundigen. Schon in alten Heilbüchern wurde Beifuß vielfach beschrieben. Berühmte Heilkundige wie Plinius, Dioskurides, Culpeper und Paracelsus lobten seine vielfältigen Anwendungen. Im Mittelalter wurde er als »Mutter der Kräuter« (*mater herbarum*) verehrt und galt als das wichtigste Mittel bei Frauenleiden – ob bei Menstruationsbeschwerden oder zur Förderung der Wehen. Darüber hinaus setzte man ihn zur Unterstützung der Verdauung ein.

Beifuß ist eine robuste, mehrjährige Pflanze, die an sonnigen Standorten wie Wegrändern oder Böschungen gedeiht. Seine Blätter verströmen einen aromatischen, würzigen Duft und haben einen leicht bitteren Geschmack. Die beste Erntezeit ist während der Blütezeit zwischen Juli und September.

Die Heilpflanze weist eine appetitanregende und verdauungsfördernde Wirkung auf, regt die Gallenproduktion an und fördert den Gallenfluss. Zudem reguliert sie den Menstruationszyklus, löst Krämpfe und regt die Wehen an. Sie wird daher bei Appetitlosigkeit, Verdauungsstörungen, ausbleibender Menstruation oder zur Unterstützung bei der Geburt angewendet.

Zu den wichtigsten Inhaltsstoffen zählen ätherische Öle, Bitterstoffe und Flavonoide. In der Küche wird Beifuß traditionell bei fettreichen Speisen verwendet, um die Verdauung zu unterstützen. Als Heilmittel findet er Anwendung in Form von Tees, Tinkturen oder Räucherwerk. Während der Ölauszug bei anderen Kräutern üblich ist, nutzt man beim Beifuß eher die innerliche Einnahme. In der Traditionellen Chinesischen Medizin wird eine verwandte Art (*Artemisia chinensis*) für die Moxibustion verwendet: Der getrocknete Beifuß wird dabei angezündet und seine Wärme auf bestimmte Akupunkturpunkte übertragen, um die Energie entlang der Meridiane zu fördern.

Aber Vorsicht: Bei einer Korbblütler-Allergie oder während der Schwangerschaft und Stillzeit sollte man auf Beifuß verzichten.

Die Pflanze hat eine besondere Verbindung zur Sommersonnenwende, was sich in ihren volkstümlichen Namen wie »Sunbent-Gürtel«, »Sant-Johans-Kraut« und »Himmelker« widerspiegelt. Früher umtanzte man das Johannisfeuer mit einem Kranz aus Beifuß, der anschließend ins Feuer geworfen wurde, um »alles Böse« zu verbrennen. Auch zur Wintersonnenwende und in den Raunächten diente Beifuß als Schutz- und Räucherpflanze, um böse Geister fernzuhalten. Diese Bräuche haben ihre Wurzeln vermutlich in alten germanischen Ritualen.

Der Beifuß galt jedoch nicht nur als Schutzkraut – ihm wurden auch aphrodisierende Kräfte nachgesagt. Heiratswillige Witwen trugen Beifußsträuße bei sich. Unter das Kopfkissen gelegt, sollten diese Wünsche wahr werden lassen. In der nordischen Mythologie soll der Gott Thor einen Gürtel aus Beifuß getragen haben, der ihm übermenschliche Stärke verlieh.

Mein Tipp

Ein duftendes Kräuterkissen, das über eine krampflösende Wirkung verfügt, ist bei einer schmerzhaften Menstruation sehr wohltuend. Dafür jeweils einen Teil getrocknete Kräuter – Beifuß, Kamille und Gänsefingerkraut – vermischen und in ein kleines Baumwollkissen füllen. Das Kräuterkissen leicht erwärmen und auf den Bauch legen.

Schutzschild aus Sonnenkraft

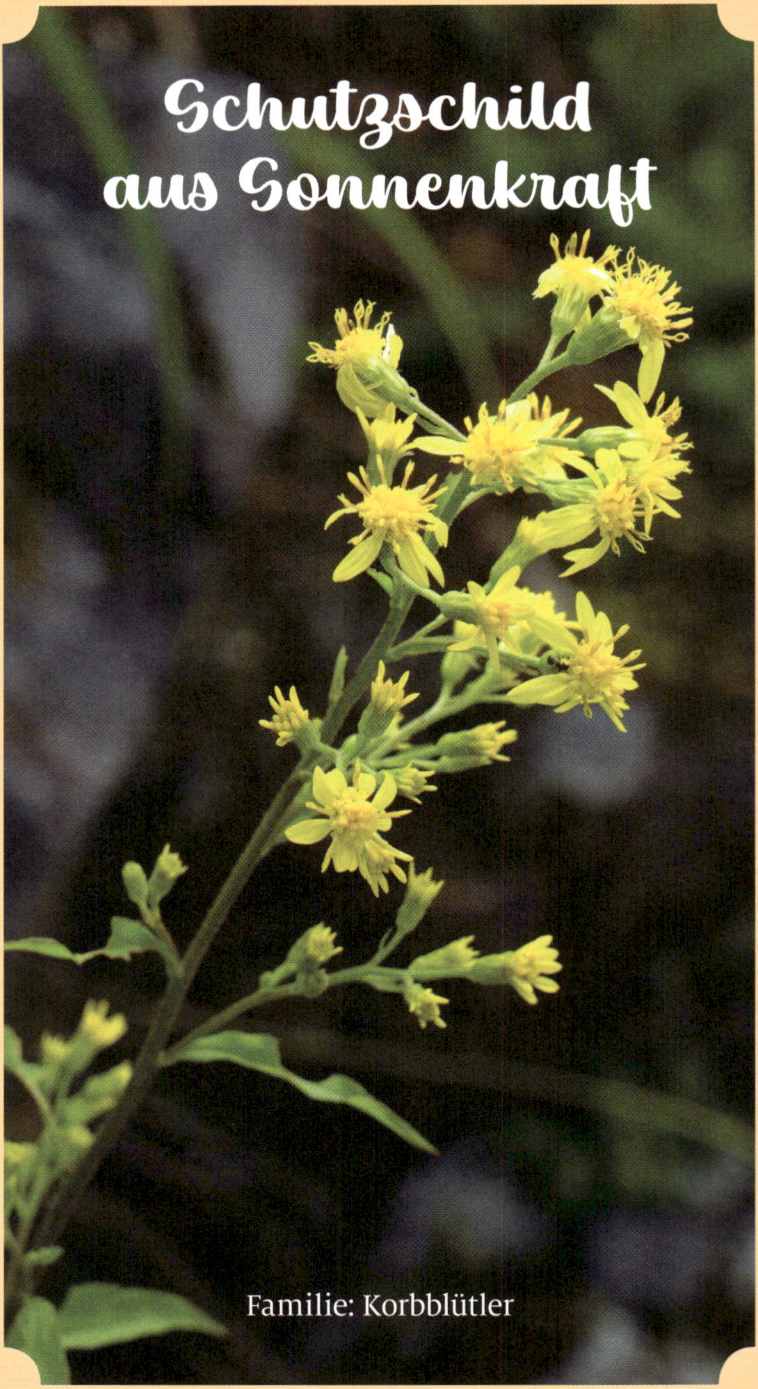

Familie: Korbblütler

Echte Goldrute

Solidago virgaurea

Die Goldrute, liebevoll auch »Goldener Stab« genannt, trägt ihren Namen zu Recht. Den ganzen Sommer über ragt sie geduldig gen Himmel, während andere Pflanzen in bunter Blütenpracht erstrahlen. Doch ab Mitte August zeigt sie endlich ihr leuchtendes Geheimnis: kleine, goldgelbe Blütensterne, die wie Sonnenstrahlen auf uns herabfunkeln. Ihre Botschaft ist klar und kraftvoll: Halte durch, auch wenn das Leben schwer erscheint, und strahle, sobald deine Zeit gekommen ist.

Die alten Germanen verehrten die Goldrute als Wundheilkraut, und es heißt, dass sie sogar als Wünschelrute diente, um verborgene Schätze zu finden. Der Legende nach wuchs die erste Goldrute, als Petrus seinen Stab in die Erde steckte – ein Symbol für göttlichen Beistand und Glück. Auch Hildegard von Bingen lobte ihre heilenden Kräfte bei Halsentzündungen und chronischem Schnupfen, während in der Traditionellen Chinesischen Medizin ihre blutreinigende Wirkung geschätzt wird.

Die Echte Goldrute trägt viele klingende Namen wie »Heidnisch Wundkraut« oder »Goldwundkraut« und zählt zu den ältesten Wundheilpflanzen. Sie ist nicht nur eine treue Begleiterin für unsere Nieren, sondern auch eine Trösterin für die Seele. Als Sonnenpflanze bringt sie Helligkeit in dunkle Zeiten und hilft, wenn Ängste, Dauerstress oder Schicksalsschläge aufs Gemüt drücken. So schenkt sie uns neuen Mut und bringt Körper und Seele wieder ins Gleichgewicht.

Die mehrjährige Pflanze kann bis zu 1 Meter hoch wachsen und zeigt ihre dichten, gelben Blüten von August bis Oktober. Neben der Echten Goldrute gibt es auch die Kanadische Goldrute (*Solidago canadensis*), die bis zu 2 Meter hoch werden kann. Beide wirken harntreibend, leicht krampflösend und entzündungshemmend. Die Echte Goldrute besitzt zusätzlich schmerzlindernde und antibakterielle Eigenschaften, weshalb sie zur Durchspülung der Harnwege, bei Reizblase, Harnsteinen, Nierengrieß sowie rheumatischen Beschwerden verwendet wird. Auch bei Entzündungen im Mund- und Rachenraum ist sie ein hilfreiches Gurgelmittel.

Um die entwässernde Wirkung der Goldrute optimal zu nutzen, ist es wichtig, bei der Anwendung 2–3 Liter Wasser zu trinken. Gebräuchlich sind Auszüge als Tee oder Tinktur.

Vorsicht: Die Goldrute sollte nicht bei Ödemen aufgrund eingeschränkter Herz- oder Nierenfunktion oder bei einer Korbblütler-Allergie verwendet werden.

Färbt man gerne mit Naturfarben, ist die Goldrute auch dafür eine interessante Pflanze, da sie ein goldgelbes Leuchten auf Woll- und Baumwollstoffe zaubert.

Die Goldrute ist allerdings nicht nur ein Heil- und Färbekraut, sondern auch ein Glücksbringer. Wie bereits erwähnt, sollen sich mit ihr als Wünschelrute verlorene Dinge – oder gar Schätze – aufspüren lassen. Und auch in der Liebe soll sie ihre Magie entfalten: Trägt man ein frisch gepflücktes Stück Goldrute bei sich, so heißt es, werde man am nächsten Tag seinem zukünftigen

Liebsten begegnen. Wächst sie unerwartet bei der Haustür, so steht großes Glück ins Haus.

Mein Tipp

Für eine Haarspülung für blondes Haar überbrüht man 1 Handvoll frische oder getrocknete Goldrutenblüten mit etwa einem halben Liter kochendem Wasser und lässt sie 20 Minuten ziehen. Danach abseihen und abkühlen lassen. Die Haare nach dem Haarewaschen in dem Sud tränken und spülen. Die Haarspülung braucht nicht ausgewaschen zu werden und verleiht naturblondem Haar wunderschönen Glanz.

Das Sonnenlicht der Seele

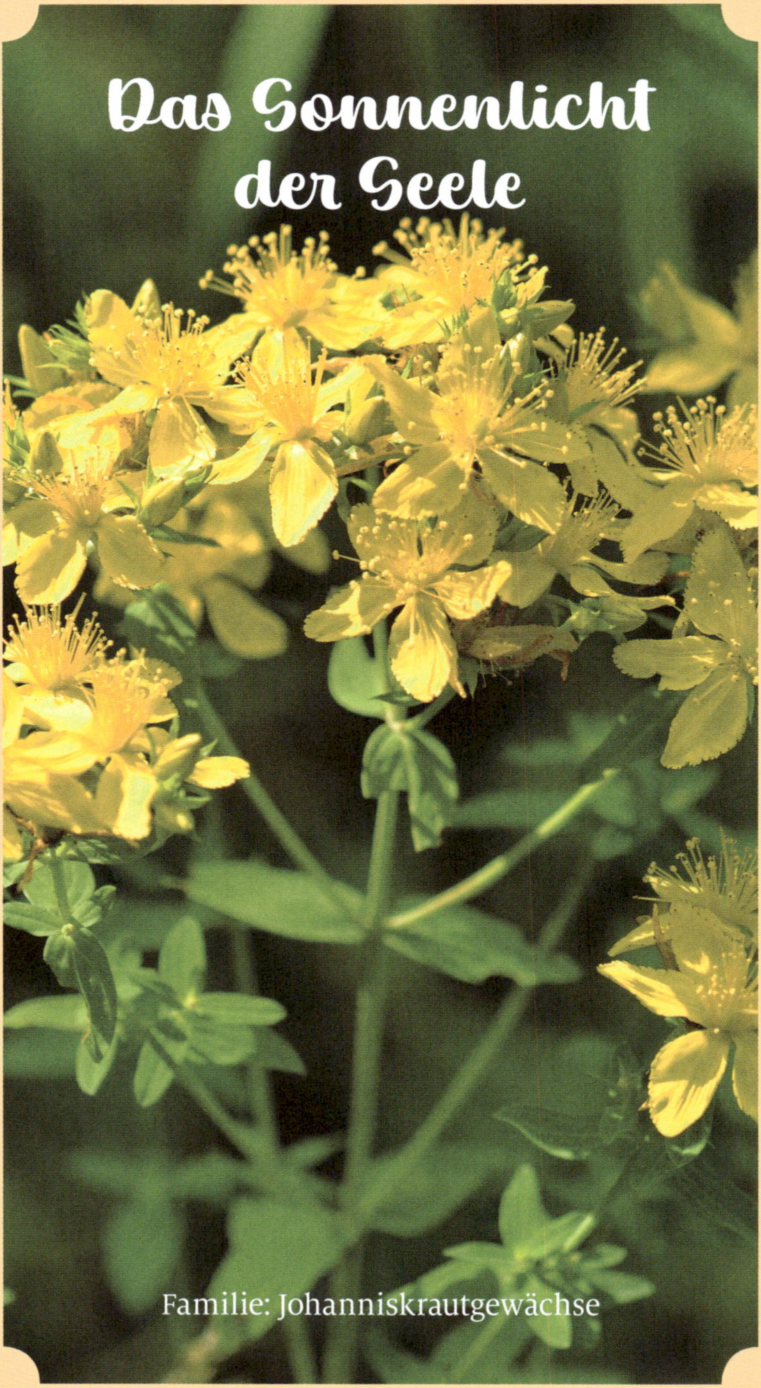

Familie: Johanniskrautgewächse

Johanniskraut

Hypericum perforatum

Das Johanniskraut, auch als »Sonnenspeicher« bekannt, leuchtet zur Mittsommerzeit wie ein kleines Sonnenrad und bringt die eingefangene Kraft der Sonne in unsere Herzen. Seine goldgelben Blüten erstrahlen zur Sommersonnenwende rund um den Johannistag (24. Juni) und verkünden Licht und Lebensfreude. Schon seit jeher wird das Johanniskraut als Symbol für das Glück und die aufgehende Sonne verehrt, und seine heilende Wirkung ist ein wahrer Balsam für die Seele. Die alten Heiler nannten es »Arnika der Nerven«, denn es schenkt Trost, wenn das Leben uns aus der Balance bringt, und hilft, die dunklen Wolken zu vertreiben. Mit seinen kleinen Blütensternen, die mit der Sonne schier um die Wette strahlen, sagt es uns: Halte fest an deinem inneren Licht, auch wenn der Weg steinig ist.

Zerreibt man ein Blatt zwischen den Fingern, tritt ein blutroter Saft hervor – das geheimnisvolle Hypericin, das für seine heilende Wirkung verantwortlich ist. Dieses tiefe Rot symbolisiert die Lebenskraft, die das Johanniskraut durch die Sonne in sich aufgenommen hat und nun an uns weitergibt. Es wirkt stimmungsaufhellend und angstlösend, hilft bei nervöser Unruhe, Stress sowie Erschöpfung und bringt uns zurück zu innerer Balance. Besonders in den trüben Wintermonaten, wenn wir die Sonne am meisten vermissen, kann uns das Johanniskraut mit seiner Lichtkraft unterstützen.

Paracelsus pries das Johanniskraut als »Universalmittel mit höchster Wirkkraft«, das körperliche und seelische Wunden zu heilen vermag. Äußerlich angewendet, fördert es die Wundheilung und hilft bei Muskelschmerzen, Gelenkschmerzen, Verbrennungen und sogar bei scharfen und stumpfen Verletzungen. Es ist zudem ein verlässlicher Begleiter bei der Linderung von Gürtelrose und Hexenschuss. Auch als Tee zur Beruhigung des Magen-Darm-Traktes oder als Tinktur für innere Balance entfaltet es seine heilenden Kräfte. Sein berühmter Ölauszug, das sogenannte »Rotöl«, wird seit Jahrhunderten für die Wundheilung und die Pflege schmerzender Muskeln verwendet.

Die Legenden um das Johanniskraut sind genauso reich wie seine Heilkräfte. Einer Sage nach soll es einst eine junge Magd vor den Versuchungen des Teufels gerettet haben, der vor Zorn die Blätter des Krauts verfluchte. Seitdem tragen die Blätter die Zeichen von tausend Nadelstichen – ein Symbol für die überwundenen Gefahren und den Schutz, den das Johanniskraut bietet. Die blutrote Farbe seines Saftes wurde einst mit dem Blut des heiligen Johannes in Verbindung gebracht, und seine wie durchbohrt erscheinenden Blätter galten als Zeichen für die Wunden der Märtyrer.

Vorsicht: Wer hoch dosierte Johanniskraut-Präparate verwendet, sollte die Sonne meiden, denn bei UV-Strahlung kann es zu Hautreaktionen kommen. Des Weiteren kann es zu Wechselwirkungen mit anderen Medikamenten kommen, daher sollte es hoch dosiert nur unter ärztlicher Begleitung eingesetzt werden.

Meine Tipps

Mit Johanniskrautöl können Narben sehr gut behandelt werden. Dazu die Narbe täglich sanft mit dem Rotöl massieren.

Johanniskraut ist auch eine schöne Zugabe zu Räuchermischungen. Die getrockneten Blüten wirken stimmungsaufhellend, reinigend und schützend.

Setzt man Johanniskraut in Alkohol an (Schnaps mit etwa 40 Vol.-%), verfärbt sich dieser blutrot. Er kann zum Einreiben bei Muskelkater oder Verspannungen verwendet werden.

Die leuchtende Beschützerin der Atemwege

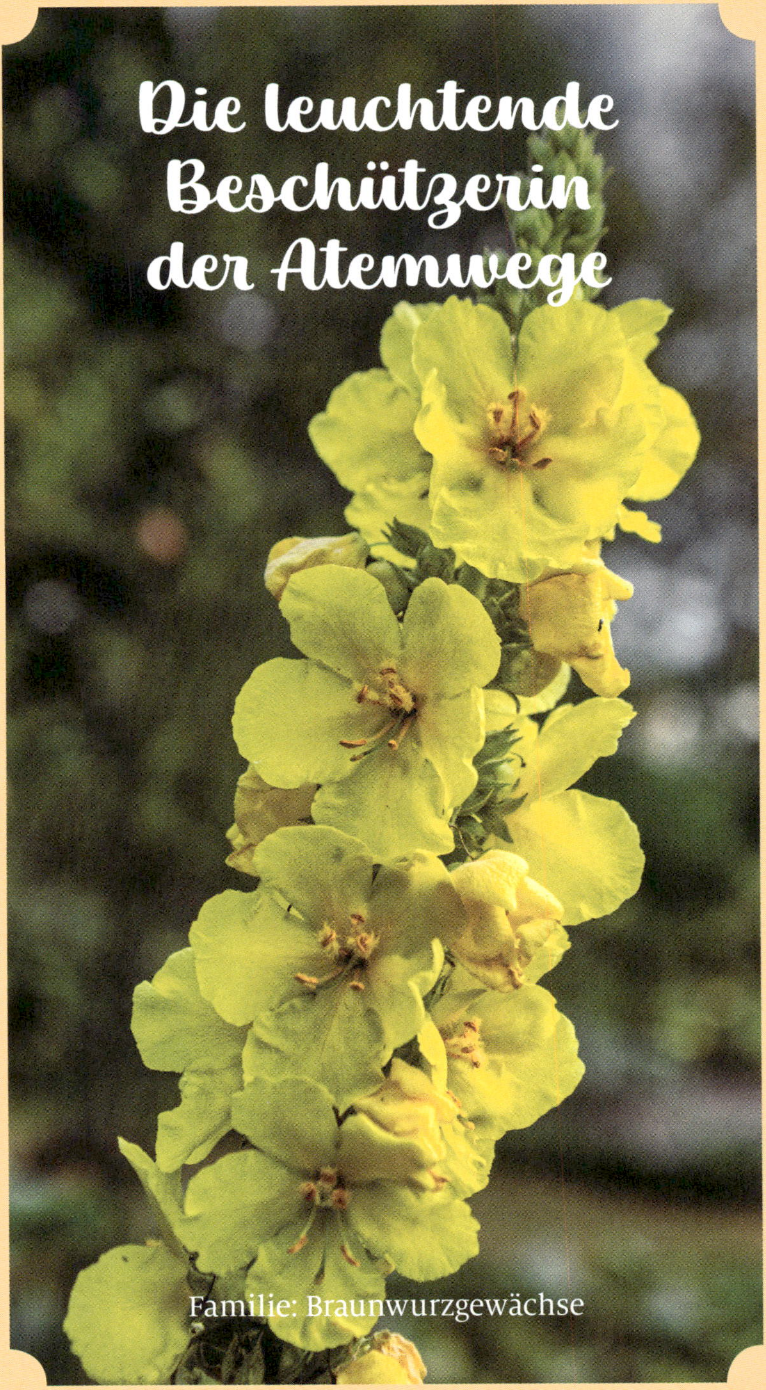

Familie: Braunwurzgewächse

Königskerze

Verbascum densiflorum

Die Königskerze, auch bekannt als »Wollkraut« oder »Himmelsbrand«, erhebt sich aufrecht wie eine Königin und kann mit einer Höhe von bis zu 2 Metern alles überragen – vielleicht hat sie deshalb ihren königlichen Namen erhalten. Früher hieß es: »Königskerze im Haus jagt alle Dämonen zur Tür hinaus.« Mit ihren strahlend gelben Blüten, die wie kleine Sonnen leuchten, bringt sie Licht und Wärme in unser Leben. Auch in der größten Sommerhitze blüht sie tapfer weiter und zeigt uns, wie wichtig es ist, selbst in schwierigen Zeiten aufzublühen. Ihre Blüten entfalten sich Tag für Tag, jeder Moment des Blühens ist eine Aufforderung, sich aufzurichten und sich nicht unterkriegen zu lassen.

Die Königskerze ist nicht nur eine Heilpflanze, sondern auch ein Symbol der Kraft und des Schutzes. Sie findet sich als leuchtender Mittelpunkt in den traditionellen Kräuterbuschen, die in vielen Regionen Österreichs und Deutschlands am 15. August zu Mariä Himmelfahrt geweiht werden. In manchen Gegenden wird sie sogar als »Marienkerze« bezeichnet. Nach der Weihe hängt man den Kräuterstrauß zum Trocknen auf, um ihn bei Gewittern teilweise zu verbrennen und das Haus vor Blitzschlag zu schützen oder um Haus und Hof zu räuchern. So übermittelt die Königskerze ihren Schutz auch auf magische Weise.

In der Heilkunde ist die Königskerze vielseitig einsetzbar. Schon Hildegard von Bingen empfahl sie bei Melancholie, um das Gemüt zu erhellen. Ihre Blüten enthalten Schleimstoffe, die entzündungshemmend, antibakteriell, hustenreizlindernd und auswurffördernd wirken. Besonders bei Husten und Halsschmerzen entfaltet sie ihre Heilkraft, indem sie gereizte Schleimhäute vor dem Austrocknen schützt und die Regeneration unterstützt. In der Volksheilkunde wird sie auch zur Wundheilung, bei juckenden Ekzemen, Mittelohrentzündungen und Hämorrhoiden angewendet. Die Kombination ihrer Inhaltsstoffe macht sie zu einem wertvollen Helfer bei Hautproblemen wie Ausschlägen und Juckreiz.

Auch als Räucherpflanze ist die Königskerze bekannt. Ihr Rauch löst Spannungen und hebt die Stimmung, während ihre Anwesenheit im Garten traditionell als Schutz vor bösen Geistern, Dieben und anderen Unheilbringern galt. Wie bereits erwähnt, ging man davon aus, dass sie sogar Gehöfte vor Blitzschlag bewahren könne. Zudem wurde ihr nachgesagt, eine Verbindung zwischen Diesseits und Jenseits herzustellen – wuchs eine Königskerze auf einem Grab, deutete man dies als Zeichen, dass die Seele des Verstorbenen um Gebet und Heilung bat.

Früher diente ihr haariger Stängel – wenn er in Pech oder Öl getränkt wurde – sogar als Fackel, so erleuchtete sie auch wortwörtlich den Weg durch die Dunkelheit.

Mein Tipp

Der Brusttee (*Species pectorales*) aus dem *Österreichischen Arzneibuch*, den man unter diesem Namen auch in vielen Apotheken kaufen kann, ist in der Erkältungszeit eine wahre Wohltat. Man kann ihn aber auch einfach selbst mischen. Dazu benötigt man je 10 Teile Malvenblüten, Königskerzenblüten und Thymianblätter sowie je 20 Teile Eibischblätter und Eibischwurzeln. Zudem benötigt man 25 Teile Süßholzwurzel und 5 Teile Anis. Für eine Tasse Tee 1 TL der Mischung mit kochendem Wasser übergießen und etwa 10 Minuten ziehen lassen. Danach abseihen und schluckweise trinken.

Der Duftbote der Entspannung

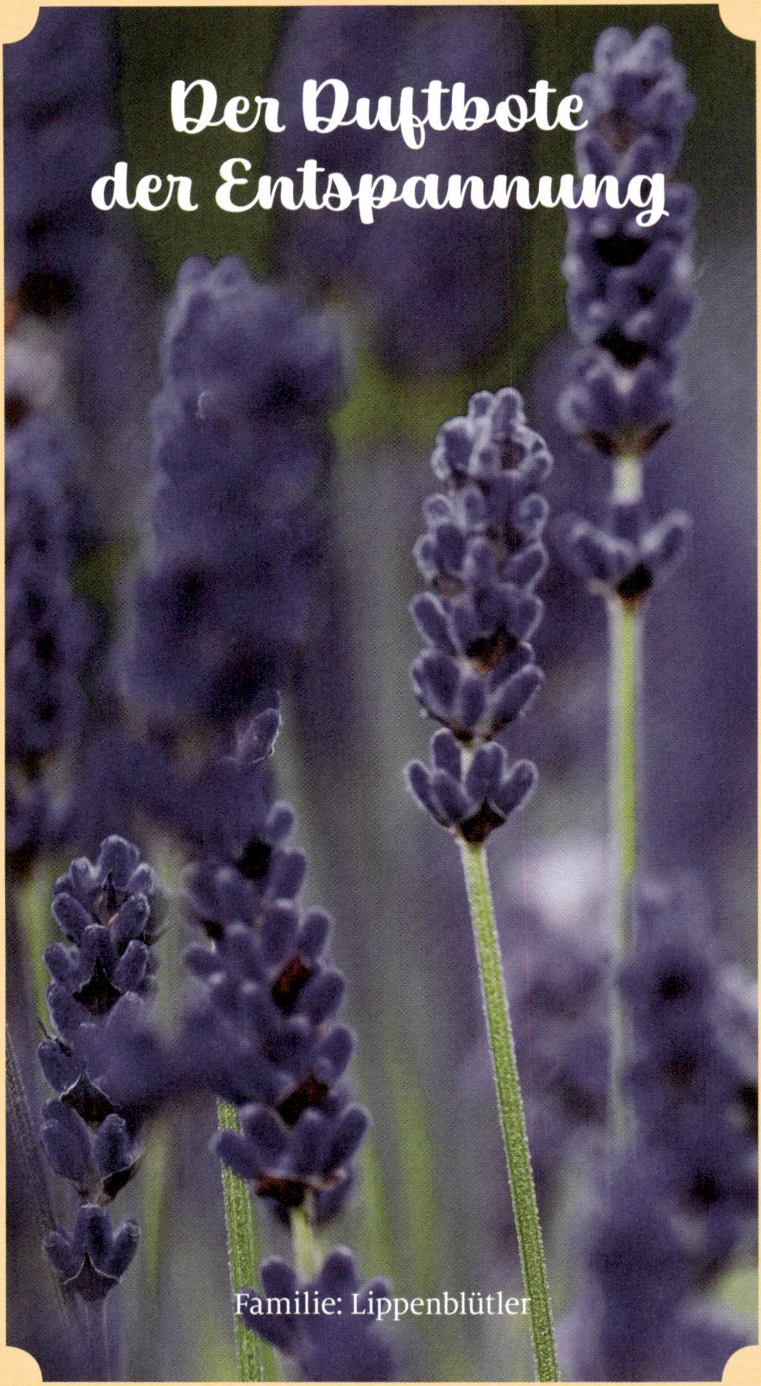

Familie: Lippenblütler

Lavendel

Lavandula angustifolia

Lavendel entführt uns gedanklich in seine Heimat – die Provence in Südfrankreich. Dort bedecken im Sommer lilafarbene Blütenmeere die Landschaft und prägen das Bild dieser Region. Aus dem Mittelmeerraum stammend, breitete sich der Lavendel von der Provence aus in viele Länder aus und fand seinen festen Platz in den Kräutergärten Europas. Bereits im 11. Jahrhundert brachten Benediktinermönche die ersten Lavendelpflanzen über die Alpen in den Norden, wo sie sich in Klostergärten etablieren konnten. Seit dem 16. Jahrhundert ziert der Lavendel zunehmend auch private Gärten und wurde von England aus in vielen Ländern zur beliebten Pflanze.

Der Lavendel gehört zur Familie der Lippenblütler, zu der auch andere bekannte Heil- und Gewürzkräuter wie Thymian, Salbei und Rosmarin zählen. Als verholzender Halbstrauch kann er bis zu 60 cm hoch werden und zeigt seine hell- bis dunkelvioletten Blüten von Juni bis Juli. Der Duft der Blüten ist charakteristisch und intensiv – ein beruhigender und harmonisierender Begleiter. Lavendel liebt sonnige, warme Standorte mit trockenen und mageren Böden, er kommt mit wenig Wasser aus und benötigt keinen Dünger. Diese Anspruchslosigkeit zeigt, dass er sich nach den gleichen Prinzipien entwickelt, die er auch uns lehren möchte: Gelassenheit, Ruhe und die Fähigkeit, selbst in herausfordernden Umgebungen zu gedeihen.

Sein botanischer Name *Lavandula* leitet sich vom lateinischen Wort *lavare* ab, was »waschen« bedeutet. Schon seit jeher ist Lavendel als duftender Begleiter im Bad oder für die Wäschepflege bekannt. Er sorgt nicht nur für einen angenehmen Duft, sondern vertreibt auch Motten und andere unerwünschte Gäste. Sein Duft ist ein wahrer Seelenschmeichler, der uns auf körperlicher und psychischer Ebene ausgleicht. Lavendel hilft, negative Energien zu vertreiben und Räume wieder in Balance zu bringen – das Räuchern mit Lavendelblüten wurde früher genutzt, um »dicke Luft« in angespannten Situationen zu vertreiben.

Bereits Hildegard von Bingen erkannte die heilende Kraft des Lavendels. Sie empfahl Lavendel zur äußeren Anwendung sowie gegen Ungeziefer und entwickelte ein Rezept für einen Lavendelwein bei Lungenbeschwerden. Die Heilwirkung des Lavendels beruht auf seinen wertvollen Inhaltsstoffen wie Gerbstoffen, Flavonoiden, Cumarin und dem ätherischen Öl. Diese wirken beruhigend, angstlösend, entzündungshemmend, antibakteriell und durchblutungsfördernd.

Lavendel ist daher ein vielseitiger Helfer: Er wird innerlich bei Unruhe, Stress, Erschöpfungszuständen und Schlafstörungen angewendet. Auch bei nervösem Reizmagen und nervösen Darmbeschwerden kann er helfen. Äußerlich wird Lavendel zur Linderung von Verbrennungen und Insektenstichen genutzt.

Lavendel lässt sich in vielen Formen anwenden: als Tee, Tinktur oder Ölauszug. Ein kräftiger Lavendeltee kann auch dem Badewasser hinzugefügt werden, um eine beruhigende Wirkung zu entfalten. Neben- oder Wechselwirkungen sind nicht bekannt, was ihn zu einem sicheren Begleiter für Jung und Alt macht. Besonders Kinder reagieren positiv auf Lavendel – sie beruhigen sich leichter und finden in stressigen Momenten schneller zur Ruhe.

In der spirituellen Heilkunde ist Lavendel eng mit geistiger Erleuchtung und spirituellem Wachstum verbunden. Seine Assoziation mit Reinheit und Tugend hat in der christlichen Tradition eine besondere Bedeutung: Er wird oft mit der Jungfrau Maria in Verbindung gebracht. Darüber hinaus ist der Lavendel ein Symbol für die alten Heilkünste, die Körper, Geist und Seele harmonisieren.

Mein Tipp

Lavendelhonig ist ein beruhigendes Süßungsmittel für einen Tee am Abend. Dafür frische oder getrocknete Blüten locker bis etwa zur Hälfte eines verschließbaren Glases füllen. Mit gutem Honig übergießen und durchrühren. Nach etwa 4–6 Wochen abseihen. Den aromatisierten Honig löffelweise genießen.

Die Wiesenkönigin der Leichtigkeit

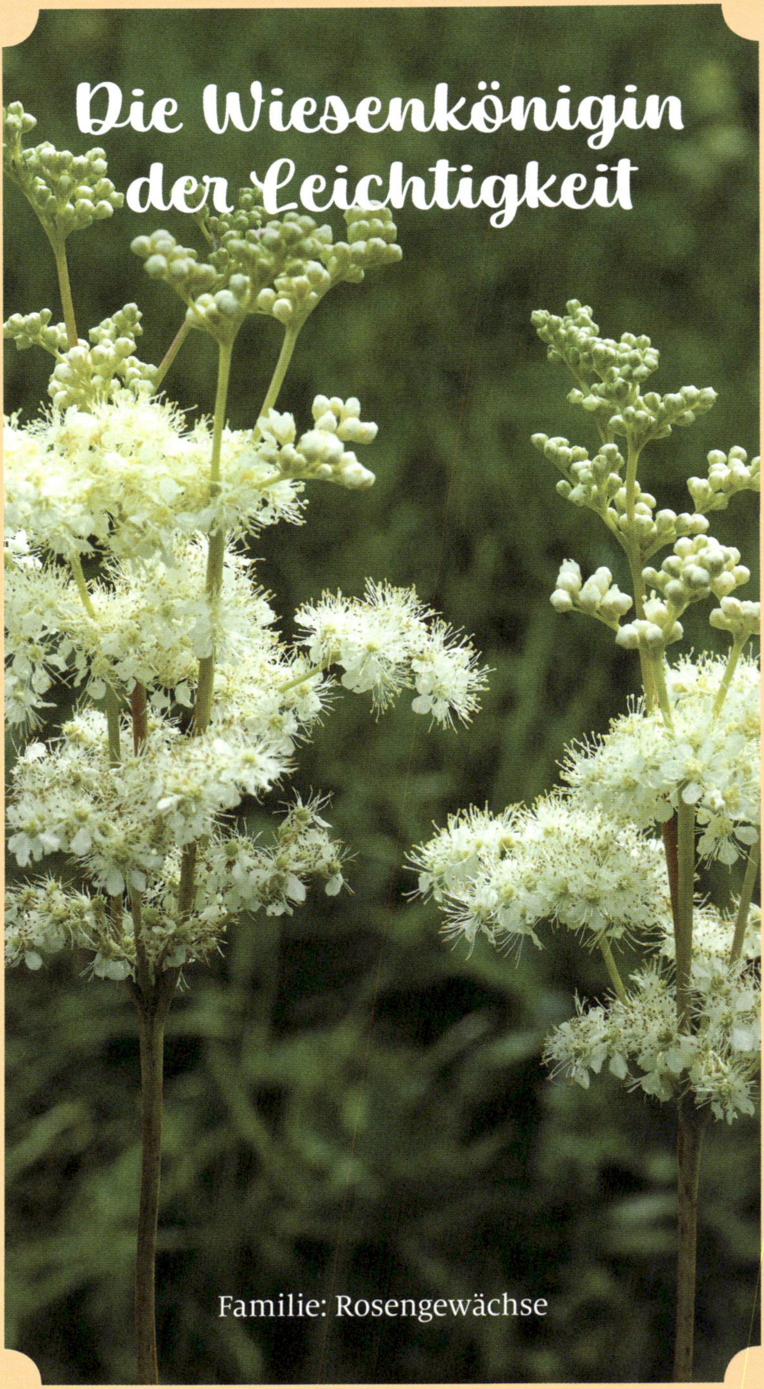

Familie: Rosengewächse

Mädesüß

Filipendula ulmaria

Wenn im Hochsommer schaumweiße Blütenwolken über feuchten Wiesen und Bachufern zu schweben scheinen, dann ist es die Zeit des Mädesüß. Obwohl der Name an süße Mädchen erinnert, stammt er vom Met, dem Honigwein, der früher gerne mit diesen duftenden Blüten aromatisiert wurde. Mädesüß – auch »Wiesenkönigin« genannt – ist aber nicht nur ein Genuss- und Zauberkraut, sondern hatte sogar Anteil an der Namensgebung des weltbekannten Medikaments Aspirin: Aus dem damals üblichen botanischen Namen »Spiraea ulmaria« entwickelte sich der Markenname, da bereits im 19. Jahrhundert die Salicylverbindungen im Mädesüß entdeckt wurden.

Das Mädesüß ist eine mehrjährige Staude, die bis zu 1,5 Meter hoch werden kann. Von Juni bis August schmückt sie sich mit endständigen, üppigen cremeweißen Blütenständen, die leicht süßlich nach Vanille, Marzipan und Bittermandel duften. Dieses charakteristische Aroma polarisiert: Manche lieben es, andere empfinden es als typisch medizinisch. Die Pflanze gedeiht bevorzugt auf feuchten Wiesen, an Bachläufen und in Sumpfgebieten, wo ihre Wurzeln jederzeit mit ausreichend Wasser versorgt sind. Die oberen 10–15 Zentimeter des erblühten Krauts werden während der Hochblüte geerntet.

Die chemische Besonderheit des Mädesüß entdeckte der Schweizer Apotheker Johann Samuel Friedrich Pagenstecher, als er Salicylaldehyd isolierte. Die im

Kraut enthaltenen Salicylverbindungen (u. a. Methylsalicylat) werden nach Einnahme zu Salicylsäure umgewandelt. Diese wirkt fiebersenkend, schmerzlindernd und entzündungshemmend, jedoch nicht blutverdünnend wie das chemisch hergestellte Aspirin. So hilft Mädesüß auf natürliche Weise bei Kopfschmerzen, Erkältungen, rheumatischen Beschwerden, Gicht oder leichten Gliederschmerzen. Zubereitet als Tinktur, Tee oder Ölauszug entfaltet es seine Wirkung sanft, aber effektiv. Da Mädesüß Salicylsäureverbindungen enthält, sollten Menschen mit Überempfindlichkeit gegen Salicylsäure, Schwangere und Asthmatiker vorsichtig sein und das Kraut meiden.

Die Kelten erkannten in Mädesüß ein heiliges Kraut und stellten es zusammen mit Eisenkraut und Mistel an die Spitze ihrer magischen Pflanzen. Bei den Sonnwendfeiern verräucherten die Druiden Mädesüß, um böse Geister fernzuhalten. Später übernahm das christliche Brauchtum einige keltische Traditionen: Eine Legende besagt, Maria selbst habe das Mädesüß ausgesät. In manchen Regionen werden getrocknete Mädesüß-Sträuße noch heute unters Dach gehängt, um vor schwarzer Magie zu schützen. Das Binden von Haarkränzen aus Mädesüß sollte Verliebten Glück bringen und böse Einflüsse vertreiben.

Mädesüß gilt als kühlende Pflanze: Es unterstützt beim Senken von Fieber oder bei entzündlichen Schleimhauterkrankungen. Der hohe Wuchs und das leichte Schwanken im Wind erinnern uns daran, einen kühlen Kopf zu bewahren und mit der kraftvollen Leichtigkeit der weißen Blüten neue Lebensfreude zu tanken. Das Mädesüß wird nicht der Sonne, sondern dem Mond zugeordnet, aber es ist ein typisches Sommerkraut, das in den heißesten Monaten blüht und gedeiht und auch sehr schön auf unsere Seele wirkt.

Bei emotionalen Turbulenzen kann Mädesüß helfen, Ängste und Traurigkeit zu mildern und wieder Mut und Hoffnung zu fassen. Neben seiner körperlichen Wirkung stärkt Mädesüß das Grundvertrauen und fördert die persönliche Entwicklung, insbesondere die der weiblichen Identität. Es öffnet Empfindsamkeit und unterstützt Entscheidungen, indem es Verhärtungen »in Fluss« bringt.

Mein Tipp

Aus den duftenden Blüten kann man einen herrlichen Sirup herstellen. Dafür benötigt man 5–6 Handvoll frische Mädesüßblüten, 1 Liter Wasser, etwa 750 g Zucker, 1 EL Zitronensäure und 2 Bio-Zitronen.

Das Wasser in einen Topf geben und aufkochen lassen, danach den Zucker und die Zitronensäure im noch heißen Wasser auflösen und abkühlen lassen. In der Zwischenzeit die Mädesüßblüten in eine große Schüssel geben, die Zitrone in Scheiben schneiden und beigeben. Mit dem Zuckerwasser übergießen, dann mit einem Tuch bedecken und kühl für etwa zwei Tage ziehen lassen. Anschließend abseihen, nochmals kurz aufkochen und sofort in sterilisierte Flaschen füllen.

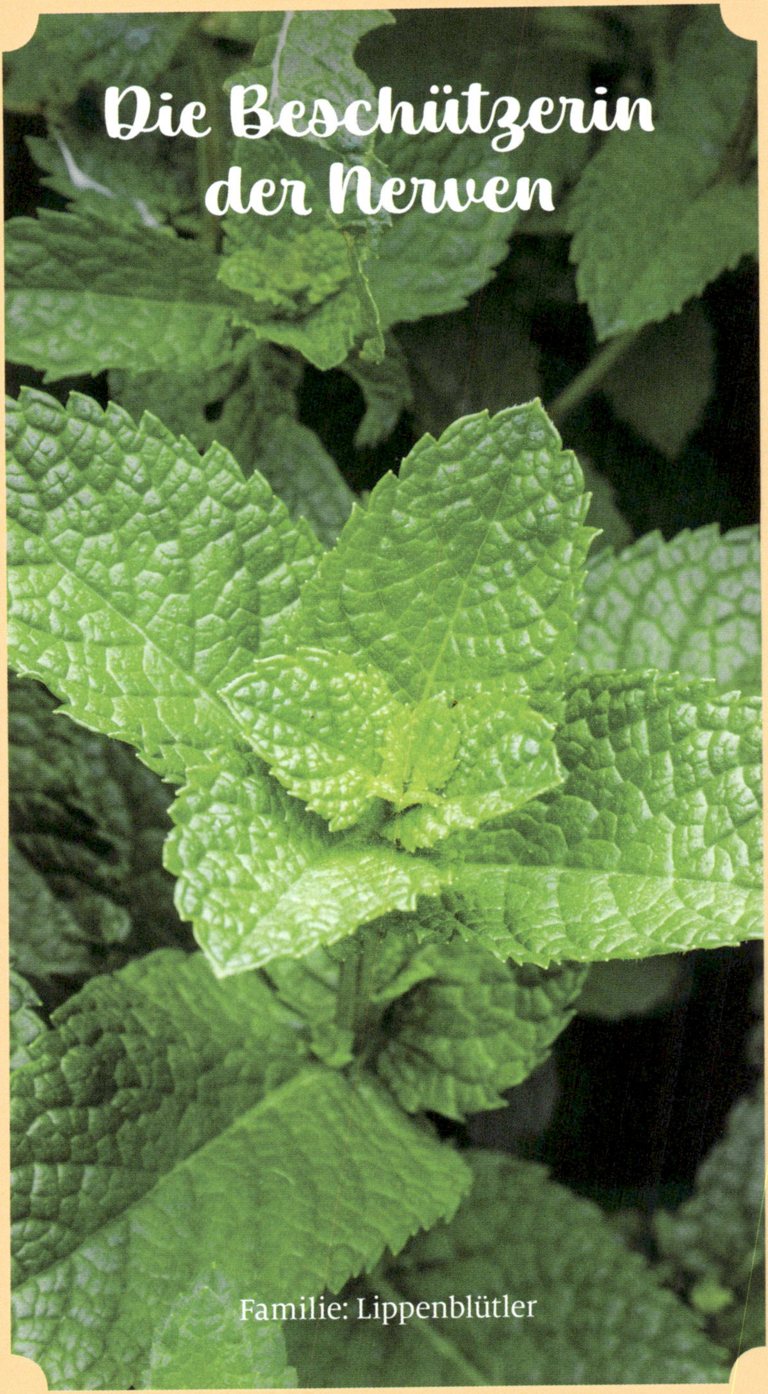
Die Beschützerin
der Nerven
Familie: Lippenblütler

Melisse

Melissa officinalis

Die Melisse, auch bekannt als »Nervenkräutl«, »Frauenwohl« oder »Herztrost«, ist eine uralte Heilpflanze, die durch ihre intensiv duftenden, leicht herzförmigen Blätter besticht. Zerreibt man diese zwischen den Fingern, entfaltet sich ein feines, zitroniges Aroma, das beruhigend wirkt und viele Speisen angenehm verfeinern kann. Im Garten zeigt sie sich besonders großzügig, schenkt uns oft mehr, als wir ernten können – fast so, als wolle sie uns dazu ermutigen, ihre Kräfte zu nutzen.

Die mehrjährige Pflanze erreicht eine Höhe von 60–80 cm. Sie wächst aufrecht, mit leuchtend grünen, gegenständigen Blättern, die leicht behaart und glänzend sind. Im Sommer schmücken kleine, weiße Blüten die Melisse, die in lockeren Quirlen angeordnet sind und Insekten, insbesondere Bienen, magisch anziehen. Ursprünglich aus dem östlichen Mittelmeerraum stammend, brachten Mönche die Melisse über die Alpen nach Mittel- und Nordeuropa, wo sie sich in Klostergärten etablierte.

Schon in der Antike war die Melisse eine geschätzte Heilpflanze. Bereits Dioskurides, ein griechischer Arzt des 1. Jahrhunderts, erwähnte ihre Verwendung. In der griechischen Mythologie spielt sie eine bedeutende Rolle: Die Nymphe Melissa nährte den jungen Zeus mit Honig, versteckte ihn vor seinem Vater Kronos und schützte ihn, bis er stark genug war, um die Herrschaft über die Götter zu übernehmen.

Im Mittelalter pries Hildegard von Bingen die Melisse als »Herztrost« und empfahl sie für das körperliche und emotionale Wohlbefinden. Auch der Kräuterpfarrer Johann Künzle sah sie als »Trost der Frauen«, insbesondere für Wöchnerinnen nach der Geburt. Früher pflanzte man die Melisse gerne vor Bienenhäusern, da die Bienen das wohlriechende Kraut lieben und der Saft des Krauts antiseptische Eigenschaften hat, die Bienen vor Krankheiten schützen.

Die Melisse enthält ätherische Öle, Gerbstoffe und Flavonoide, die eine beruhigende, krampflösende, blähungswidrige und antivirale Wirkung entfalten. Sie unterstützt bei Nervosität, Unruhe, Reizbarkeit, Einschlafproblemen und Prüfungsangst. Auch bei Verdauungsbeschwerden, Migräne und Lippenherpes leistet sie wertvolle Dienste. Ihr Ruf als »Nervenkräutl« ist gut begründet: Sie hilft, die Nerven zu entspannen, Stress abzubauen und das emotionale Wohlbefinden zu fördern.

Während der Schwangerschaft kann Melissentee Ängste und Stress lindern, frischgebackene Mütter profitieren ebenso von der wohltuenden Wirkung des Tees. Ein Melissentuch auf der Brust kann zudem Milchstau vorbeugen und Schmerzen lindern.

Die Anwendung der Melisse ist vielseitig: Ob als Tee, Tinktur oder Ölauszug – sie lässt sich auf unterschiedliche Weise nutzen. Ein kräftiger Tee kann zur Beruhigung getrunken oder als Badezusatz verwendet werden. Wechselwirkungen sind aktuell nicht bekannt, weshalb sie eine sanfte und sichere Heilpflanze für Groß und Klein darstellt.

Die Melisse hat auch eine lange Tradition als »Herzkraut«. Sie verbindet die Menschen mit ihrer wohltuenden, besänftigenden Wirkung und fördert zugleich spirituelles Wachstum. Ihr zitroniger Duft erhellt nicht nur die Sinne, sondern bringt Körper, Geist und Seele in Einklang. Sie ist ein Geschenk der Natur, das uns lehrt, im hektischen Alltag innezuhalten und die heilenden Kräfte der Pflanzen zu schätzen.

Meine Tipps

Für ein entspannendes und beruhigendes Bad 1–2 Handvoll frische Melisse mit 1 Liter kochendem Wasser übergießen und 10 Minuten ziehen lassen. Danach abseihen und dem Badewasser hinzufügen.

Frische Melissenblätter und Zitronenscheiben wirken sehr belebend, wenn man sie in kaltem Wasser ansetzt. Dieses aromatisierte Wasser ist der perfekte Durstlöscher an heißen Tagen.

Die leuchtende Heilerin der Haut

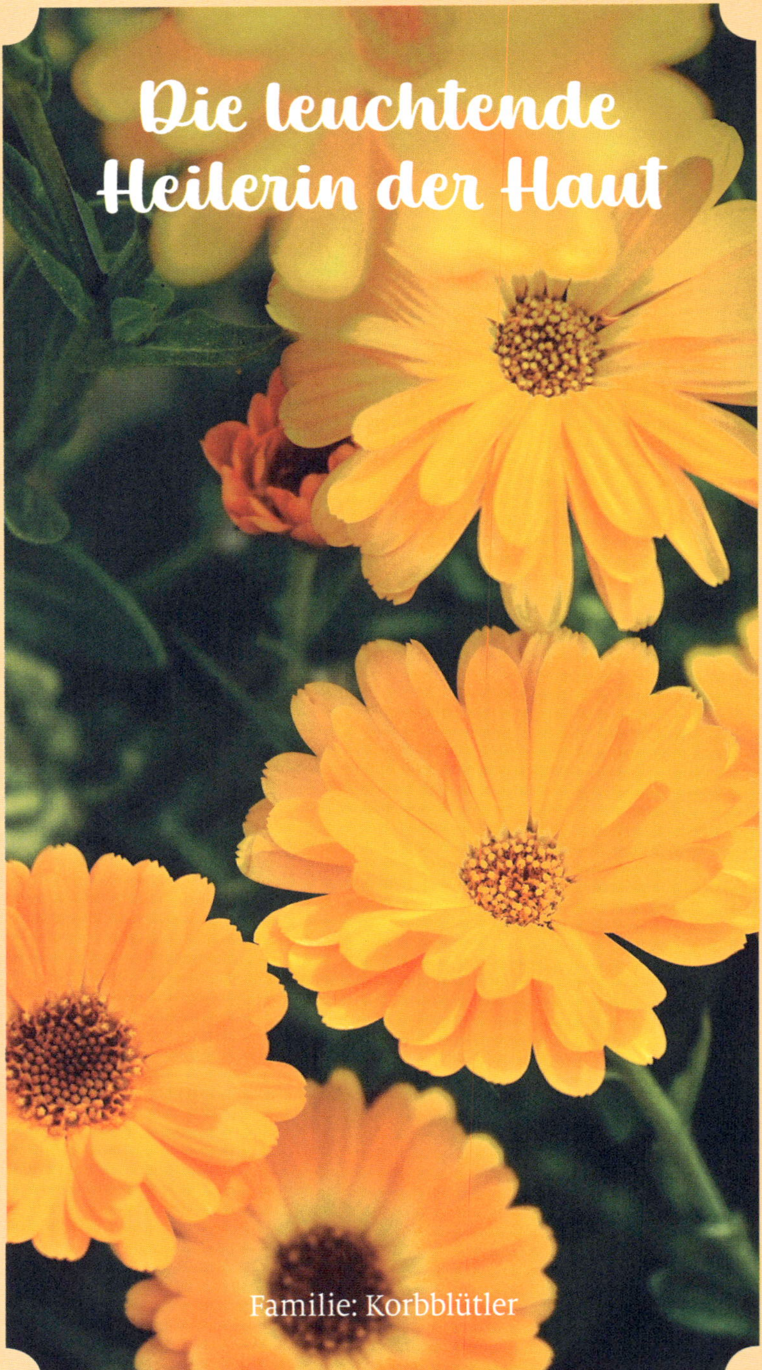

Familie: Korbblütler

Ringelblume

Calendula officinalis

Die Ringelblume, liebevoll »Blume der Wundheilung« genannt, zeigt uns ihre heilenden Fähigkeiten durch ihre Eigenart: Schneidet man ihren Stängel ab, tritt ein leicht klebriges, balsamisches Sekret aus, das die Schnittstelle sanft verschließt und die »Wunde« schützt. Dieses klebrige Sekret bleibt beim Pflücken auch an den Händen haften und erinnert uns daran, wie sie Haut und Seele umhüllt und versorgt.

Ihr deutscher Name leitet sich von ihren eingekringelten Samen ab, während der botanische Name *Calendula* das Wort »Kalender« in sich trägt und ihre regelmäßige, fast immerwährende Blüte über viele Monate beschreibt. Von Juni bis oft in den November schenkt die Ringelblume dem Garten ihr leuchtendes Gelb und Orange. Sie ist ursprünglich in Nordwestafrika beheimatet, gedeiht jedoch auch hier ganz unkompliziert und sät sich von selbst neu aus. Ihr Duft ist balsamisch und angenehm warm. Verwendet werden meist die leuchtenden Blütenblätter, die voller Carotinoide und Flavonoide strahlen. Auch ätherische Öle, Saponine und Schleimstoffe machen sie zu einer wertvollen Begleiterin.

Eine Besonderheit der Ringelblume: Sie dient als Regenbarometer – bleiben ihre Blüten morgens um 7 Uhr geschlossen, wird sich der Himmel wohl bald mit Regen füllen.

Für die Heilkunde ist die Ringelblume ein wahrer Schatz: Sie wirkt entzündungshemmend, wundheilend, abschwellend, antibakteriell und antiviral. So wird sie bei Wunden, leichten Hautentzündungen, Prellungen, Blutergüssen, Verbrennungen und Entzündungen der Schleimhäute geschätzt. Der Tee kann innerlich oder auch als Umschlag verwendet werden. Das Öl ist eine hervorragende Salbenbasis, in die auch gerne noch die Tinktur eingearbeitet wird. Verdünnt man die Tinktur, kann sie ebenfalls als Umschlag verwendet werden. So entfaltet sie bei äußerlicher Anwendung ihre beruhigende Wirkung.

Die Ringelblume begleitet uns seit Jahrhunderten. Hildegard von Bingen, Leonard Fuchs und Kräuterpfarrer Künzle lobten ihre wohltuenden Kräfte, und auch Pfarrer Kneipp empfahl sie für die Behandlung hartnäckiger Geschwüre.

Ihre Blüten strahlen wie kleine Sonnen und schenken uns ein Gefühl von Geborgenheit und Lebensfreude. Die Ringelblume heilt nicht nur körperliche Wunden, sondern bringt auch der Seele Trost. Sie stärkt, wenn sich der Weg dunkel anfühlt, und schenkt uns Zuversicht und innere Wärme.

In der griechischen Mythologie erzählte man sich, dass ein Mädchen, das sich in den Sonnengott Apollo verliebte, durch die Kraft seiner Strahlen dahinschmolz – an ihrer Stelle wuchs eine Ringelblume. Auch als »Totenblume« wird sie manchmal bezeichnet, da sie früher oft Gräber schmückte. Vor allem ist sie jedoch ein Symbol für Heilung, Hoffnung und die Kraft des Neubeginns.

Meine Tipps

Die Blütenblätter einfach mal mit Reis mitkochen – so erhält dieser neben einem feinen Aroma eine herrliche safranähnliche Farbe!

Die essbaren Blüten sind auch ein Hingucker in Salaten oder auf dem Butterbrot.

In Räuchermischungen sorgt Ringelblume für Wärme, fördert die Lebensfreude und erfüllt das Herz.

Die sanfte Kraft der Herzöffnung

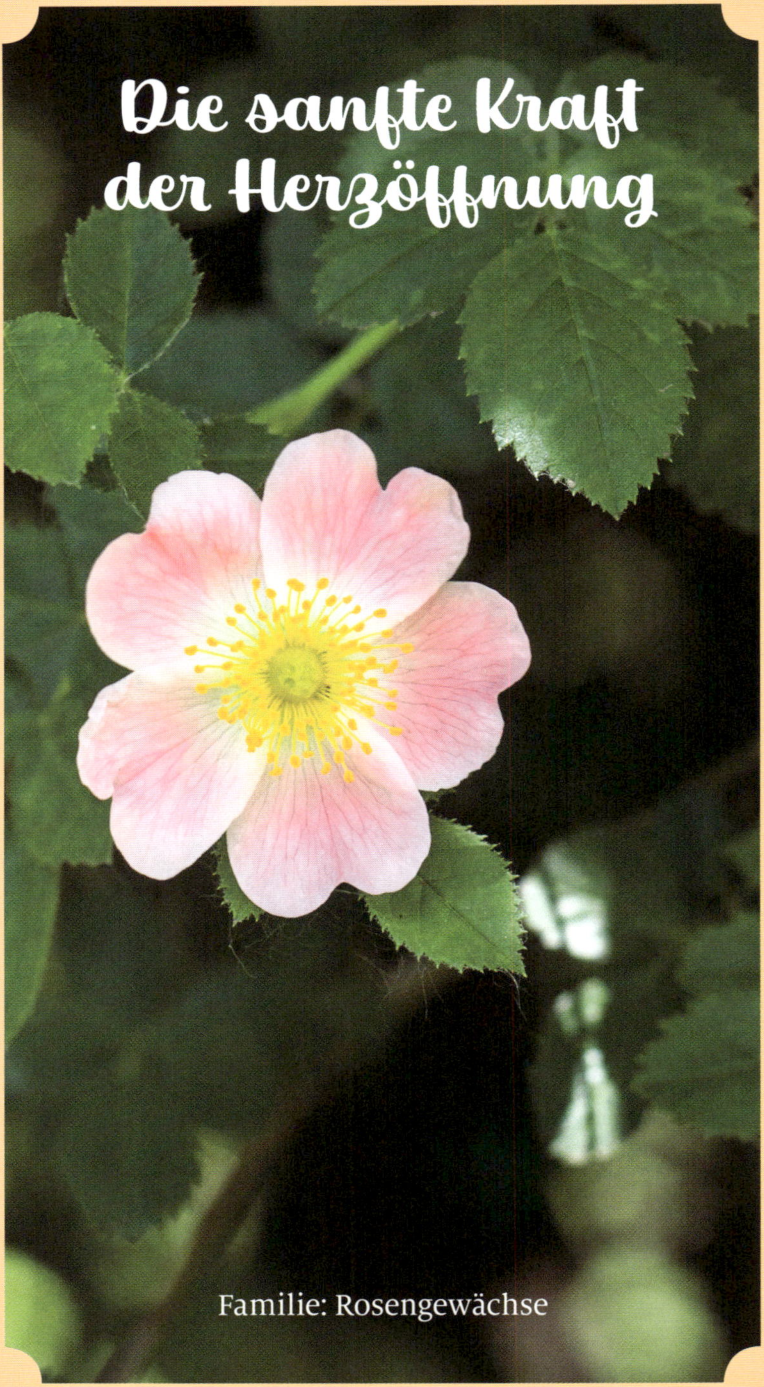

Familie: Rosengewächse

Rose

Rosa spec.

Rosen faszinieren die Menschen seit jeher – nicht nur durch ihre Schönheit, sondern auch durch ihre heilsame Wirkung. In der Naturheilkunde sind alle Rosensorten verwendbar, solange sie nicht behandelt wurden. Besonders beliebt sind Wildrosen wie die Hundsrose (*Rosa canina*) oder alte Sorten mit intensivem Duft wie die Damaszenerrose (*Rosa damascena*).

Ein besonderer Tipp für den Garten: die Apothekerrose oder Essigrose (*Rosa gallica*) – bienenfreundlich und herrlich duftend.

Die Hundsrose, ein kraftvoller Strauch, der bis zu drei Meter hoch wird, zeigt ab Juni zart rosafarbene bis weiße Blüten, die Insekten und Menschen gleichermaßen anziehen. Beim Anpflanzen von Rosen im Naturgarten legen Pflanzenliebhaber oft Wert auf ungefüllte Blütenformen, damit Bienen den Pollen leichter erreichen und sich an der Blütenpracht erfreuen können.

Nicht nur Liebesbotschaften überbringt die Rose mit ihrer leuchtenden Schönheit – auch in der Heilkunst ist sie wertvoll. Schon in Ägypten, Griechenland und Rom war sie für medizinische und kultische Zwecke bekannt. Im Mittelalter brachte man die Rose schließlich nach Europa, wo sie als Symbol der Liebe und Reinheit verehrt wurde.

Sie wirkt blutreinigend, nervenstärkend, entzündungshemmend und wundheilend. Ihre Früchte, die Hagebutten, stärken das Immunsystem, helfen bei Erkältungskrankheiten und können als Tee, Öl oder Tinktur verwendet werden. Die Gerbstoffe in den Blättern sind hilfreich bei kleinen Verletzungen und Insektenstichen. In Teemischungen unterstützen sie bei leichten Magen-Darm-Beschwerden und als Umschlag angewendet, lindern sie Entzündungen im Mund- und Rachenraum.

Auch in der Küche zaubern Rosen ein besonderes Aroma: Rosenblütenwasser verfeinert vor allem orientalische Speisen, Nachspeisen, Tees und sogar Salate und Saucen.

Die Rose vereint weibliche Sanftheit und männliche Stärke – durch ihre zarten Blüten und stacheligen Äste. Sie hilft uns, unser Herz zu öffnen, aber auch dabei, uns abzugrenzen und stark zu bleiben. Ihre Früchte, die Hagebutten, sind besonders reich an Vitamin C und Mineralien und stärken uns passend zur kalten Jahreszeit.

In der Alchemie galt die Rose als »Blume der Weisheit« und symbolisierte das Streben nach Erkenntnis. Sieben Blattreihen der leicht gefüllten Rosen standen für die sieben Planeten und das verborgene Wissen. Noch heute inspiriert uns die Rose als mystisches Symbol und verströmt ihre Energie der Liebe und Harmonie.

Auch historisch war die Rose von Bedeutung: Sie diente als Schutzsymbol und politisches Zeichen, etwa in den »Rosenkriegen« zwischen den Häusern York und Lancaster. Ihre tiefe Verbindung zur Menschheit macht die Rose bis heute zu einer Pflanze, die nicht nur heilt, sondern auch Herzen öffnet und Menschen zusammenbringt.

Meine Tipps

Im Sommer schmeckt eine Rosenbowle fantastisch. Dazu 5–6 Duftrosen ernten und die Blütenblätter abzupfen. In eine Schüssel geben, mit einer Flasche Weißwein aufgießen und zugedeckt mehrere Stunden ziehen lassen. Danach abseihen und mit jeweils einer Flasche Prosecco und Mineralwasser aufgießen.

Rosenwasser ist ein schönes Gesichtstonikum – es erfrischt, beruhigt und bringt die Haut zum Strahlen.

Ein Kräuter-Schlafkissen mit Duftrosen, Lavendel und Melisse fördert einen ruhigen und sanften Schlaf.

Der belebende Hüter des Feuers

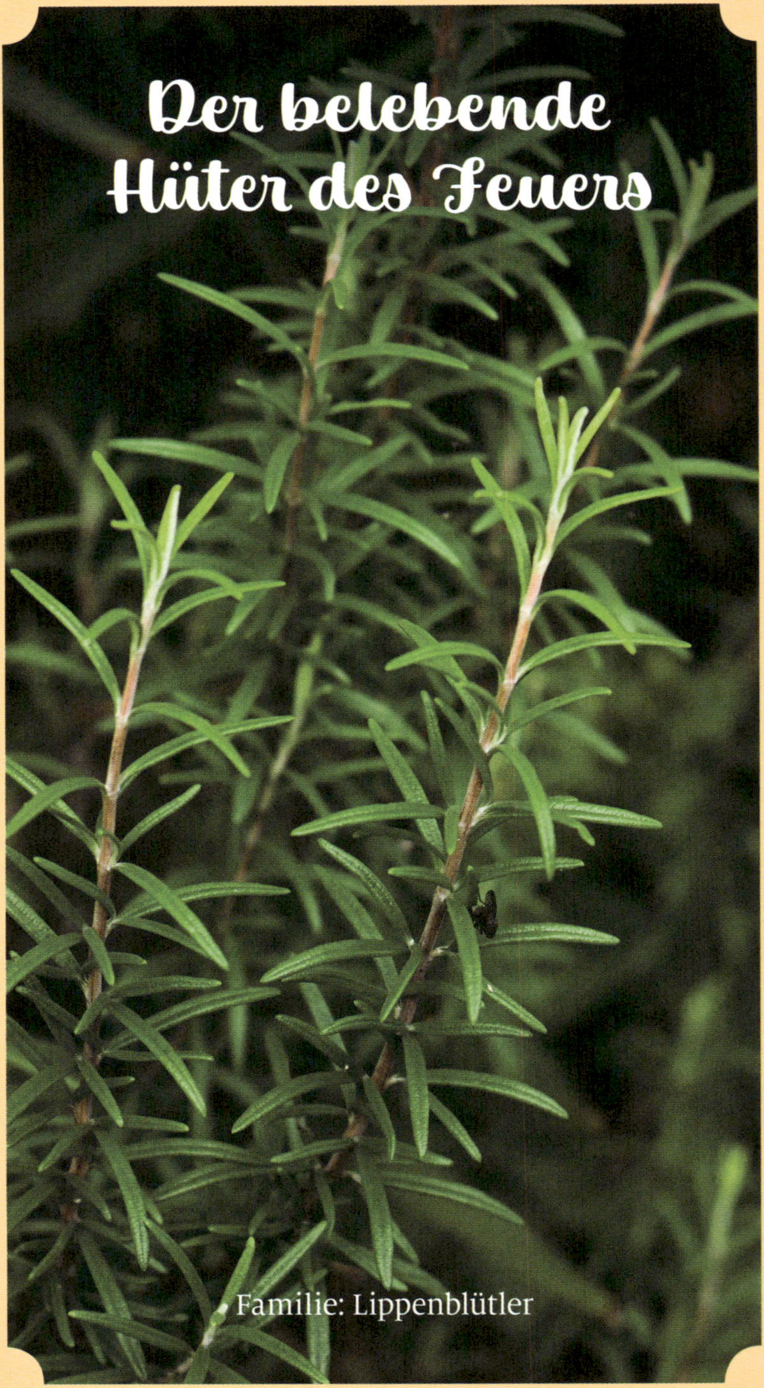

Familie: Lippenblütler

Rosmarin

Rosmarinus officinalis

Der Rosmarin mit seinen tiefgrünen, nadelartigen Blättern und kräftigen, verholzenden Zweigen ist ein immergrüner Begleiter aus dem Mittelmeerraum, der die Wärme und das Licht der Sonne in sich trägt. Sein würziger Duft ist wie eine Brise der Küste, die uns Frische und Klarheit bringt. In seiner Heimat wächst er auf sonnigen, kalkreichen Böden und speichert dort die Essenz des Mittelmeers, um uns Kraft und Lebensfreude zu schenken. Hierzulande braucht er an kalten Wintertagen ein wenig Schutz, um sich gegen den Frost zu wappnen.

Rosmarin ist reich an ätherischen Ölen, Bitterstoffen und Flavonoiden, die seine stärkenden und anregenden Kräfte ausmachen. Er bringt den Kreislauf in Schwung und fördert die Durchblutung – besonders wenn wir erschöpft sind und neue Energie brauchen. Diese Pflanze ist ein wahrer Muntermacher, der nicht nur bei Müdigkeit hilft, sondern auch geistige Klarheit schafft und die Konzentration fördert. Rosmarin regt das Herz an, fördert die Verdauung und ist bekannt für seine tonisierende Wirkung, die uns in Zeiten der Antriebslosigkeit neuen Schwung gibt und das innere Feuer entfacht. Er ist ein Helfer, wenn die Nerven schwach sind und die Gedanken schwer. Er befreit uns von Verkopftheit und schenkt Leichtigkeit, die Geist und Körper in Balance bringt. Bei innerer Unruhe und körperlicher Schwäche wirkt er wie ein sanfter Anker, der uns stärkt und widerstandsfähiger gegen die Belastungen des Alltags macht.

Seine Energie wirkt harmonisierend und schenkt Gelassenheit, aber auch die Begeisterung und Lebenskraft, die wir brauchen, um Neues anzugehen.

In der Anwendung ist Rosmarin vielseitig: Tees, Tinkturen und Ölauszüge bringen seine stärkenden Eigenschaften direkt in den Alltag. Dabei ist er auch in der Küche ein unverzichtbares Gewürz, das Speisen eine mediterrane Note und Lebendigkeit verleiht. Jedoch ist Vorsicht geboten – in der Schwangerschaft und bei hohem Blutdruck sollte Rosmarin nur in kleinen Mengen verwendet werden, da seine starke Durchblutungsförderung sonst zu intensiv wirken kann.

Seit jeher ist Rosmarin eine Pflanze mit spiritueller Bedeutung: In der griechischen Mythologie war er Aphrodite, der Göttin der Liebe, geweiht, und bis heute ist er ein Symbol für Treue und Verbundenheit. In alten Hochzeitsbräuchen wird ein Rosmarinzweig eingepflanzt, um das Eheglück zu sichern, in Ägypten wurde er sogar den Toten mitgegeben, um ihnen eine sichere Reise ins Jenseits zu gewährleisten. Rosmarin ist ein Hüter des Lebens und der Erinnerung – mit seinem feurigen Wesen bringt er Wärme, Klarheit und Kraft in unser Leben.

Meine Tipps

Rosmarinwein kann den Kreislauf ankurbeln und auch noch die Potenz steigern! Dazu 2 Rosmarinzweige mit einer Flasche Weißwein übergießen und für etwa eine Woche ziehen lassen. Danach abseihen. 1–2 Likörgläschen pro Tag trinken.

Ein starker Rosmarintee ist abgekühlt eine kräftigende Haarspülung und fördert das Haarwachstum.

Wer morgens schwer in die Gänge kommt, dem kann auch Rosmarintee helfen. Er bringt Kreislauf und Geist in Schwung.

Die Hüterin des Gleichgewichts

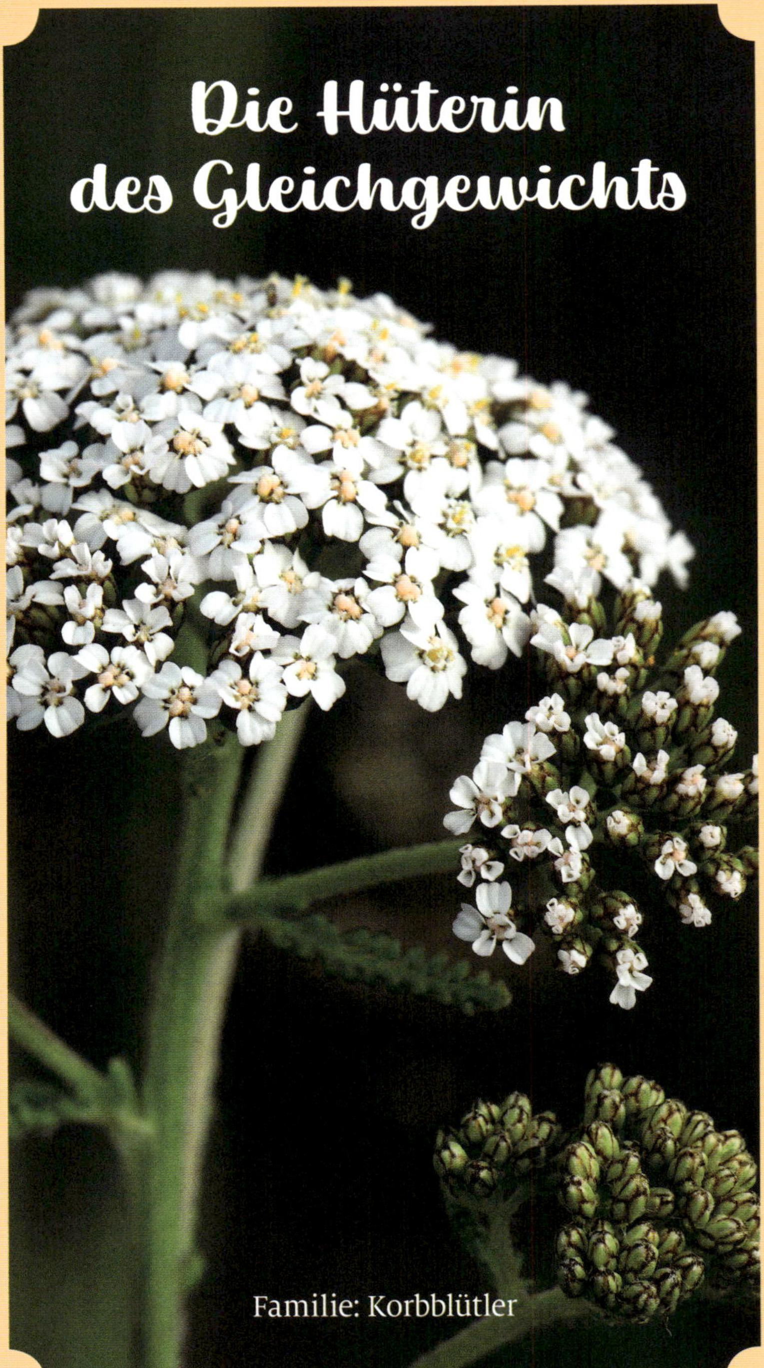

Familie: Korbblütler

Schafgarbe

Achillea millefolium

Die Schafgarbe ist eine Pflanze voller Geschichten und Symbolik, die tief in unsere Kultur und die Heilkunst eingebettet ist. Schon der antike Held Achilles schätzte ihre Heilkraft und nutzte sie der Legende nach, um die Wunden seiner Krieger im Trojanischen Krieg zu heilen – daher trägt sie auch seinen Namen.

Sie beeindruckt nicht nur durch ihre zarten, farnähnlichen Blätter, die auch als »Augenbrauen der Venus« bekannt sind, sondern auch durch ihre robuste Natur, die sie uns durch ihren holzigen und zähen Stängel zeigt. Sie ist oft an Wegrändern und auf sonnigen Wiesen zu finden. Ihre Blüten zeigt sie uns in Scheindolden, die von Juni bis September weiß bis rosaviolett blühen.

Die Heilkräfte der Schafgarbe haben ihr viele Namen eingebracht – die Bezeichnungen »Blutstillkraut«, »Frauenkraut« und »Soldatenkraut« spiegeln ihre traditionellen Anwendungen wider. Sie enthält ätherische Öle, Bitter- und Gerbstoffe, Flavonoide und Cumarine, die ihr ein breites Wirkungsspektrum verleihen. Schafgarbe wirkt entzündungshemmend, krampflösend, verdauungsfördernd, blutstillend und antibakteriell.

Sie ist zudem eine besonders wichtige Heilpflanze in der Frauenheilkunde: Sie hilft bei Menstruationsbeschwerden, fördert die Regelmäßigkeit des Zyklus und unterstützt die Wundheilung nach der Geburt. Auch bei Verdauungsbeschwerden und Leberproblemen wird sie seit jeher geschätzt.

Die Schafgarbe zeigt uns den »goldenen Mittelweg« und hilft uns, aus der Balance geratene Zustände wieder ins Gleichgewicht zu bringen. Sie unterstützt uns dabei, uns selbst liebevoll anzunehmen und auf unsere innere Stimme zu hören. Wenn der Alltag uns fordert und wir innerlich angespannt sind, bringt die Schafgarbe Ruhe und führt uns sanft zurück zu uns selbst. Sie erinnert uns daran, dass das Leben nicht immer ein Entweder-oder sein muss, sondern dass ein Sowohl-als-auch ebenso wertvoll sein kann.

Ihr Stellenwert in der Mythologie und im Brauchtum ist tief verwurzelt: So legten die Römer Kindern Schafgarbenstängel auf die Augen, um schöne Träume zu fördern. In der europäischen Folklore galt sie als Liebespflanze: Verliebte junge Frauen legten sie sich unter das Kopfkissen, um von ihrem zukünftigen Partner zu träumen, oder versuchten, mithilfe eines Schafgarbenstängels Nasenbluten zu provozieren. Der Volksglaube besagte nämlich, wenn die Nase zu bluten beginne, sei das als Orakel zu deuten und die große Liebe werde im Traum der kommenden Nacht offenbar.

Die Schafgarbe diente auch als diskretes Mittel, um eine unwillkommene Liebe höflich abzuweisen: Ein Korb mit Schafgarbe und bestimmten anderen Blumen signalisierte dem Verehrer, dass seine Zuneigung unerwidert blieb.

Meine Tipps

Die Stängel der Schafgarbe eignen sich durch ihre Festigkeit sehr gut als natürlicher Grillspieß für Gemüse. Einfach die Gemüsestücke auf einen Schafgarbenstängel aufspießen und ab auf den Grill!

Ein Sitzbad mit Schafgarbe wirkt wohltuend bei Frauenbeschwerden. Es schenkt Wärme und Beruhigung und stärkt das Becken. Dazu einen starken Schafgarbentee zubereiten und ins Badewasser geben.

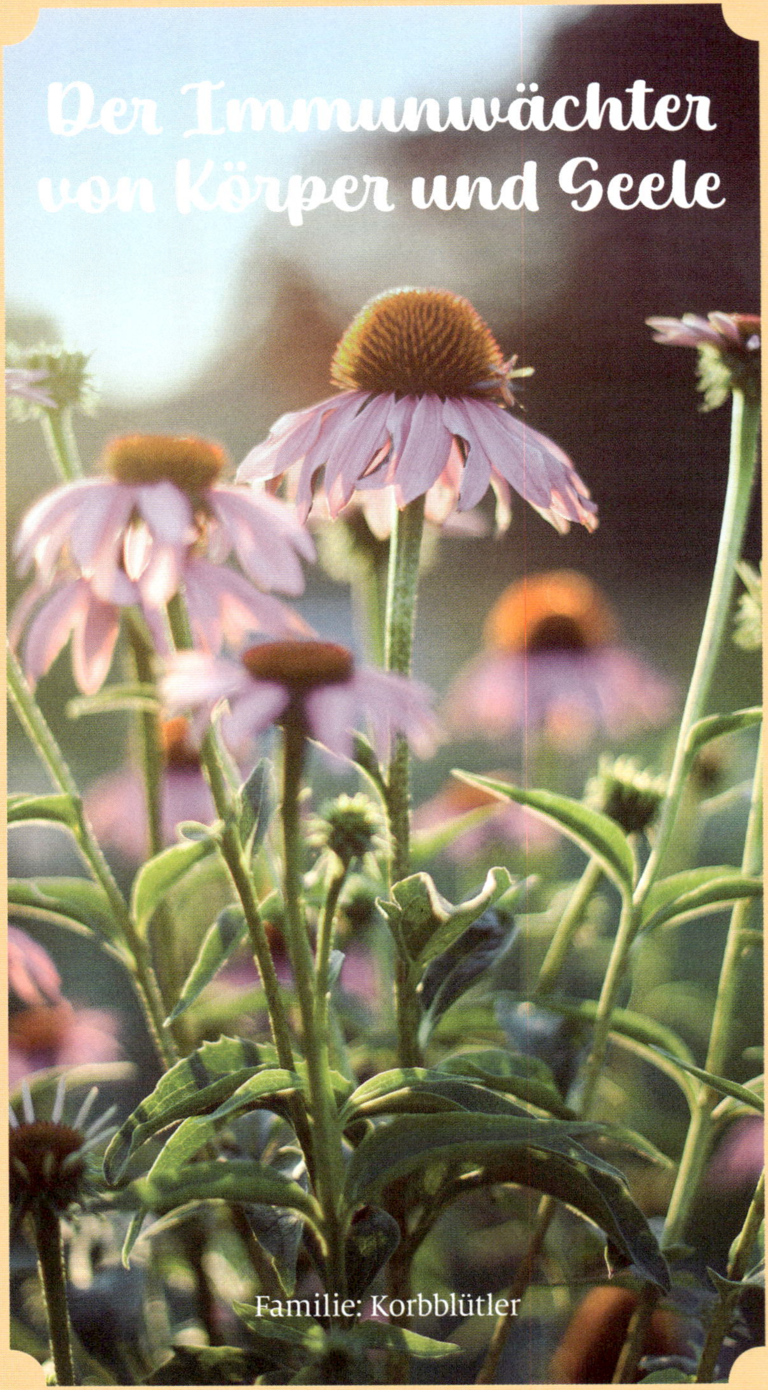
Der Immunwächter
von Körper und Seele
Familie: Korbblütler

Purpur-Sonnenhut

Echinacea purpurea

Der Purpur-Sonnenhut, besser bekannt als Echinacea, ist ein farbenprächtiger Hüter des Immunsystems und eine kraftvolle Heilpflanze. Seine stacheligen Blütenköpfe, die an kleine Seeigel erinnern, gaben ihm seinen botanischen Namen, abgeleitet vom griechischen Wort für Seeigel. Diese kugelförmigen Zentren sind von einem strahlenden Kranz von Zungenblüten umgeben, die in zartem Rosa bis hin zu tiefem Purpur erstrahlen.

In ihrer Heimat Nordamerika, wo sie in den offenen Prärien unter der Sonne gedeiht, ist Echinacea bereits seit Jahrhunderten eine der wichtigsten Heilpflanzen für indigene Stämme. Die Völker der Lakota, Cheyenne, Omaha und viele andere schätzten Echinacea als vielseitiges Mittel, etwa zur Wundbehandlung, bei Zahnschmerzen und Infektionen, aber auch zur Stärkung bei schweren Krankheiten. Die Wurzel wurde zerkaut oder als Brei aufgetragen, um Entzündungen zu lindern, während frische Blüten und Blätter zu stärkenden Tees verarbeitet wurden. Diese traditionelle Anwendung fand schließlich auch ihren Weg nach Europa, wo Echinacea heute als eine der beliebtesten Pflanzen zur Stärkung der Abwehrkräfte gilt.

Echinacea ist aber noch mehr als ein pflanzlicher »Immunbooster« – sie ist eine Schutzpflanze für Körper und Seele. Das frische Kraut und besonders die Wurzel wirken immunmodulierend, antiviral und antibakteriell. Als Tinktur oder Tee kann sie uns unterstützen, wenn das Immunsystem schwächelt, und zur

Prophylaxe in Erkältungszeiten dienen. Äußerlich angewendet, wirkt Echinacea entzündungshemmend und hilft bei schlecht heilenden Wunden, Abszessen und Insektenstichen.

Ein echter Schutzwall also gegen die kleinen Herausforderungen des Alltags. Doch der Sonnenhut hat noch eine tiefere Botschaft: Er lehrt uns, für uns selbst einzustehen und gesunde Grenzen zu setzen. Die »Igelstacheln« seiner Blütenmitte erinnern uns daran, dass es manchmal wichtig ist, sich vor äußeren Einflüssen zu schützen. In Zeiten von Stress und Überlastung hilft er uns, innere Stärke zu finden und selbstbewusst Nein zu sagen. Seine energetische Wirkung schenkt uns die Kraft, unseren Weg zu gehen und auf uns selbst zu hören, ohne dabei von äußeren Erwartungen oder Belastungen erdrückt zu werden.

Der Sonnenhut stärkt das Selbstvertrauen und das innere Wohlgefühl, sodass wir aus vollem Herzen Ja zu uns selbst sagen können – gerade dann, wenn wir gefordert sind. Seine schützende Energie erinnert uns zudem daran, uns nicht in den Anforderungen des Alltags zu verlieren, sondern auch auf unser eigenes Wohl zu achten.

Meine Tipps

Im Herbst die Wurzel des Sonnenhuts ausgraben und daraus eine Tinktur herstellen. Dafür die Wurzel klein schneiden und in ein verschließbares Glas schichten, bis dieses etwa dreiviertelvoll ist. Anschließend mit Schnaps übergießen und für 3–4 Wochen ziehen lassen, danach abseihen.

Trockne dir Blütenblätter des Sonnenhuts und leg sie in deinen Geldbeutel oder in dein Tagebuch. Sie erinnern dich: Du bist stark und beschützt!

Der Bestärker der inneren Flamme

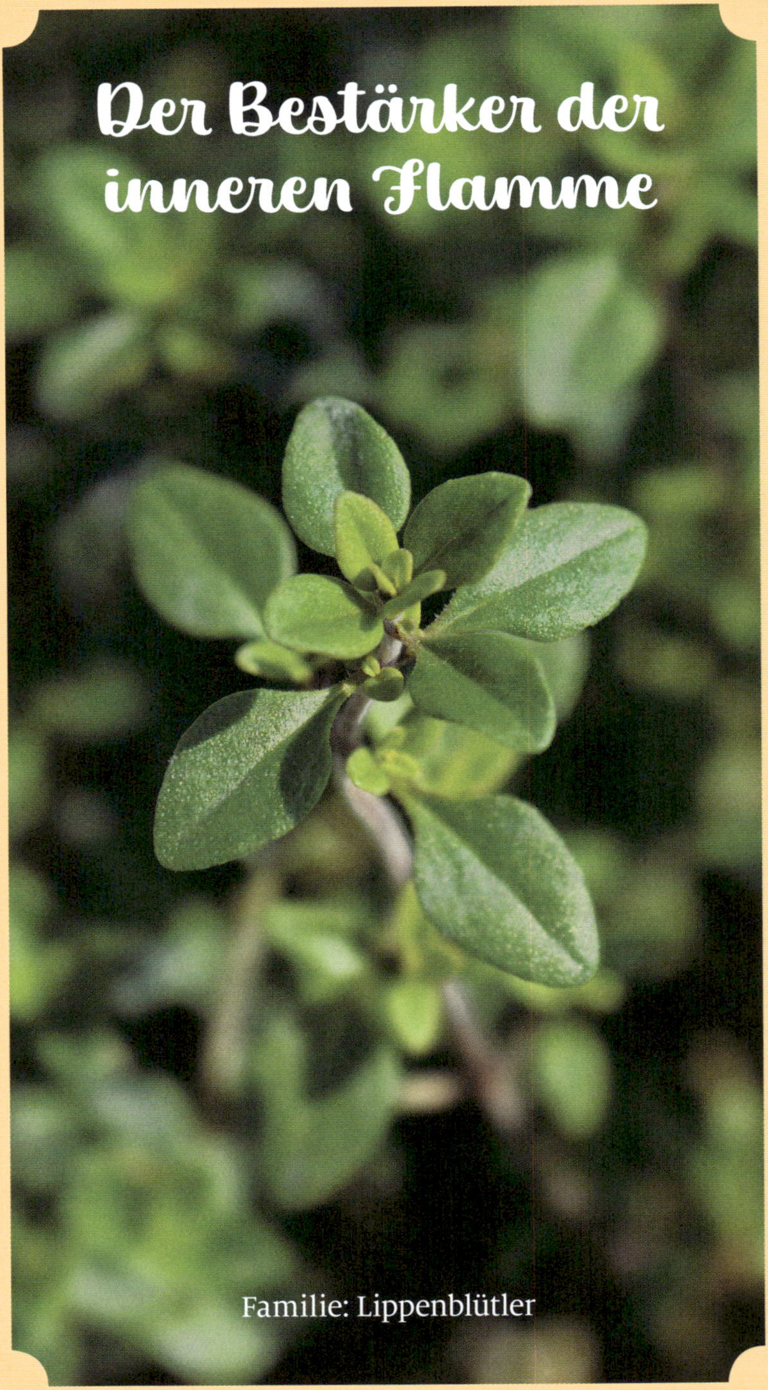

Familie: Lippenblütler

Thymian

Thymus vulgaris

Der Thymian ist ein Kraut mit einer faszinierenden Geschichte und einzigartiger Kraft. Sein botanischer Name leitet sich vermutlich vom griechischen Wort *thymós* ab, was für »Mut und Stärke« steht – Eigenschaften, die der Thymian wie kein anderes Kraut verkörpert. Vielleicht stammt der Name aber auch vom griechischen Wort *thyein*, das »ein Rauchopfer darbringen« bedeutet. Dieser Begriff verweist auf seine altehrwürdige Bedeutung als Räucherpflanze, die seit Jahrtausenden für spirituelle und heilende Rituale verwendet wird.

Als Sonnenliebhaber speichert Thymian die Kraft der Sonne in seinen kleinen, aber kraftvollen Blättern, die mit ätherischen Ölen gefüllt sind. Der aromatische Zwergstrauch gibt seine gespeicherte Sonnenwärme gerade im Winter wohltuend an uns weiter, wenn unsere Energie nachlässt und die Kälte uns zusetzt. So gilt Thymian nicht ohne Grund als »Antibiotikum der armen Leute« und ist ein geschätztes Heilkraut bei Erkältungen und Grippe. Seine innerliche Wärme hilft dabei, das »Lebensfeuer« wieder zu entfachen, und schenkt uns die Kraft, auch in schwierigen Zeiten standhaft und mutig zu bleiben.

Thymian strahlt nicht nur Wärme, sondern auch Geborgenheit aus. Seine innerliche Glut hilft uns, wieder in Kontakt mit uns selbst zu kommen und innere Stärke zu entwickeln. Er schenkt Mut und fördert das Vertrauen in uns selbst, das in hektischen Zeiten oft verloren geht. Er wirkt beruhigend, kräftigend und schützend – wie ein freundlicher Begleiter, der uns durch Höhen und Tiefen führt.

Die heilenden Eigenschaften des Thymians sind vielseitig: Er wirkt schleimlösend, krampflösend, antibakteriell und antiviral. Besonders bei Atemwegsinfekten wie Bronchitis und Keuchhusten leistet er wertvolle Hilfe. Auch bei Entzündungen im Mund- und Rachenraum entfaltet er seine wohltuende Wirkung. Sein Duft kann beim Inhalieren befreiend wirken und die Nasennebenhöhlen öffnen. Thymian wird gerne in Erkältungstees verwendet, Anwendungen als Tinkturen oder Ölauszüge sind aber genauso beliebt. Nebenwirkungen oder Wechselwirkungen sind aktuell nicht bekannt. Allerdings ist bezüglich seines ätherischen Öls bei Kleinkindern **Vorsicht** geboten, da dieses zu einem Kehlkopfkrampf führen kann. Daher darf das ätherische Thymianöl nicht für Kinder unter vier Jahren verwendet werden!

In der Mythologie und in alten Heiltraditionen war der Thymian der Göttin Freya gewidmet und galt als Schutzkraut für schwangere Frauen. Mit Thymiankissen unter dem Kopf sollte die Geburt erleichtert und das Neugeborene gesegnet werden. Thymian wurde in Mittsommernächten im Sonnwendfeuer geopfert, um seine Kraft zu ehren und sie über das Jahr hinweg zu bewahren.

Meine Tipps

Bei Husten, Schnupfen oder Nasennebenhöhlenentzündungen wirkt ein Dampfbad mit Thymian sehr wohltuend. Dazu 1–2 EL frischen oder getrockneten Thymian mit etwa 1,5 Litern heißem Wasser übergießen. Mit genügend Abstand den wohltuenden Dampf für etwa 10 Minuten einatmen.

Thymian kann man auch in Honig einlegen. Er schmeckt aromatisch und wirkt beruhigend bei Husten und Erkältungen. Dafür Thymianblätter mit Honig mischen und für 3–4 Wochen ziehen lassen. Danach abseihen oder den Honig mitsamt dem Thymian genießen.

Rezepte

Wohltuendes für Körper und Seele

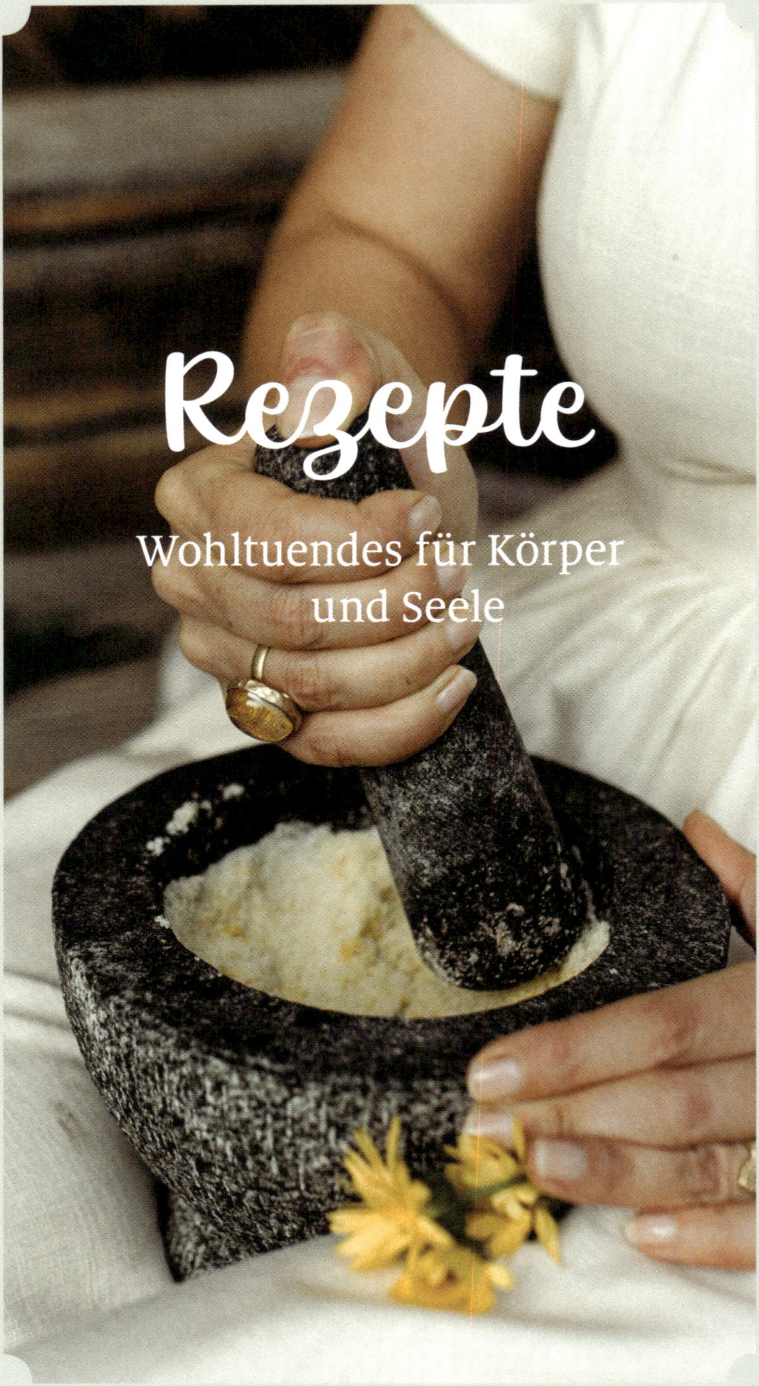

Es gibt kaum etwas Schöneres, als die Pflanzenwelt über die Jahreszeiten hinweg zu begleiten – besonders im Sommer, wenn die Kräuter in voller Blüte stehen. Mit den Händen sanft über ihre duftenden Blätter und Blüten zu streichen, ihre Aromen einzufangen und sich mit ihnen zu verbinden, ist ein Geschenk an die Sinne und die Seele. Ebenso erfüllend ist der Moment der Ernte, in dem wir die heilsamen Schätze aufnehmen und sie in wohltuende Kostbarkeiten verwandeln. Das bewusste Sammeln und Verarbeiten hat seine eigene, stille Magie: Es ist eine liebevolle Entscheidung, für uns und unsere Familie zu sorgen, uns körperlich wie seelisch zu nähren und zu stärken.

Mit diesem Kapitel lade ich dich von Herzen ein, diese Freude und Verbundenheit zu erleben. Lass dich inspirieren von den Rezepten und Ideen, die dein Zuhause mit wertvollen Hausmitteln, zarter Kosmetik, köstlichen Leckereien, duftenden Räuchermischungen und kleinen, bezaubernden Dekorationen füllen. Lass das Arbeiten mit deinen Händen und den Kräutern zu deinem eigenen heilsamen Ritual werden.

Aus der Natur auf den Tisch

Kräuter für jeden Tag

Schon Hippokrates wusste um die heilende Kraft der Nahrung, und auch für mich sind Kräuter in der Küche tägliche Begleiter, die nicht nur den Körper, sondern auch die Seele nähren. Eine kleine Portion Kräuter im Alltag ist viel mehr als nur eine Zutat – sie ist ein Stück aus der Natur, das uns stärkt und unsere Lebenskraft erneuert. Mit den Rezepten in diesem Kapitel zeige ich dir, wie du Pflanzen in deine tägliche Ernährung integrieren kannst. So gelingt es dir ganz einfach, ja fast beiläufig, dich mit der Kraft der Kräuter zu versorgen.

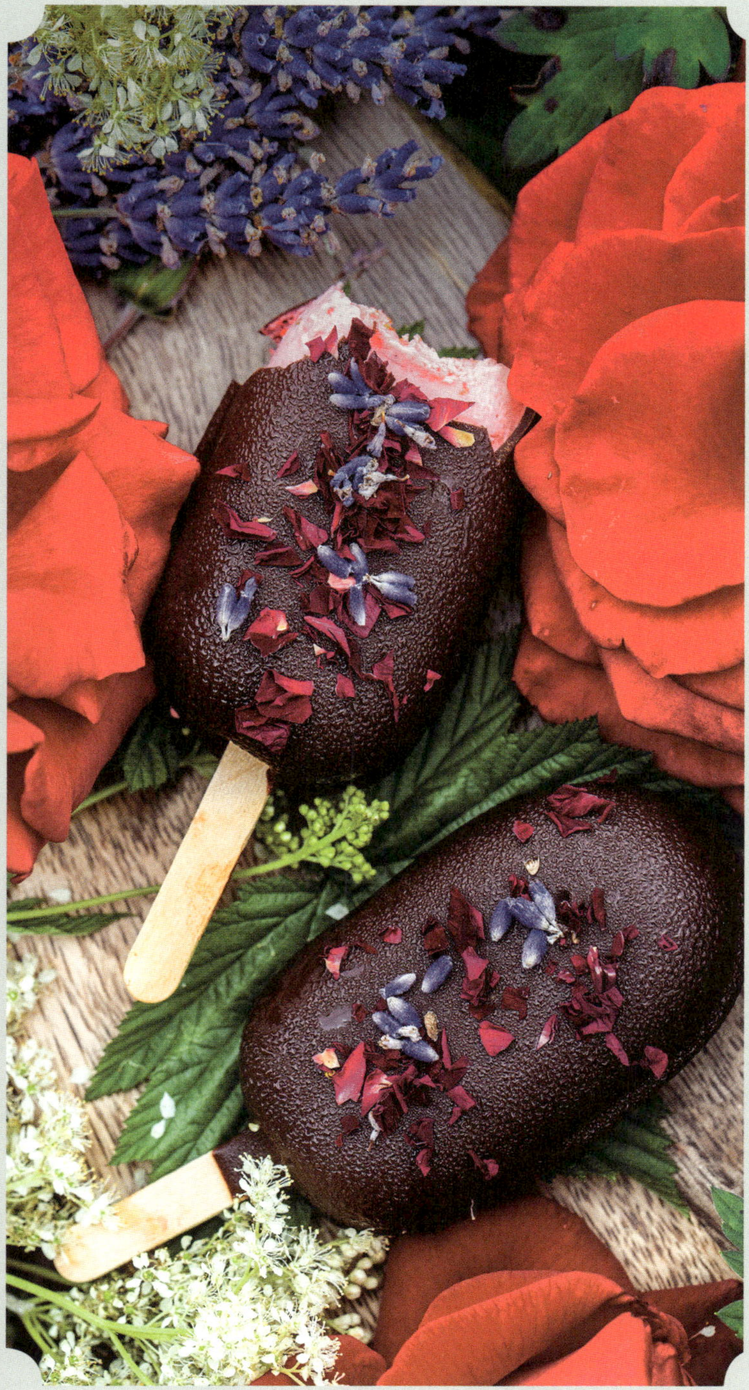

Rosen-Mädesüß-Eis

Zarte Blüten, kalter Genuss

Wie wäre es mit einem selbst gemachten Eis mit Aromen, die direkt aus der Natur stammen? In dieser Kreation verbinden sich der intensive Duft und die heilenden Eigenschaften des Mädesüß harmonisch mit der sanften, blumigen Note der Rose.

Zutaten
2–3 frische Mädesüßblüten
1–2 frische Duftrosen (ungespritzt)
250 ml Schlagobers (Sahne)
1 Vanilleschote
1 Handvoll frische Erdbeeren
Zucker nach Belieben
200 g Kuvertüre
jeweils 1–2 TL getrocknete Lavendel- und Rosenblüten

Zubereitung
Die Mädesüß- und Rosenblüten grob zerkleinern und in eine Schüssel geben. Schlagobers darüber gießen, alles gut vermischen und die Mischung zugedeckt im Kühlschrank für etwa 24 Stunden ziehen lassen. Danach abseihen.
Die Vanilleschote längs aufschneiden, das Mark auskratzen und zum aromatisierten Schlagobers geben. Je nach Geschmack Zucker hinzufügen, dann die Mischung aufschlagen. Die Erdbeeren waschen, pürieren und unter das Schlagobers mischen. Die Masse in Eis-

formen füllen und für einige Stunden, idealerweise über Nacht, im Gefrierfach durchfrieren lassen. Die Kuvertüre im Wasserbad schmelzen. Das gefrorene Eis in die Schokolade tauchen, um eine knackige Schokoladenschicht zu erzeugen, und mit den getrockneten Lavendel- und Rosenblüten bestreuen. Danach das Eis nochmals kurz ins Gefrierfach stellen.

Haltbarkeit
im Gefrierfach mehrere Wochen

Achtung
Bei Empfindlichkeit gegenüber Salicylsäure und in der Schwangerschaft sollte auf Mädesüß verzichtet werden!

Kräutersole für das ganze Jahr

Sommerkuss

Sole – eine gesättigte Lösung aus Salz und Wasser – ist ein exzellentes Mittel zur Extraktion pflanzlicher Inhaltsstoffe. Mit einem Salzgehalt von etwa 26 Prozent können Bakterien, Pilze oder Viren darin nicht überleben, dies garantiert eine lange Haltbarkeit. Ein Spritzer dieser Kräutersole über Tomaten mit Mozzarella, ein paar Tropfen im Salat oder in Suppen – schon wird jedes Gericht zum Sommergenuss.

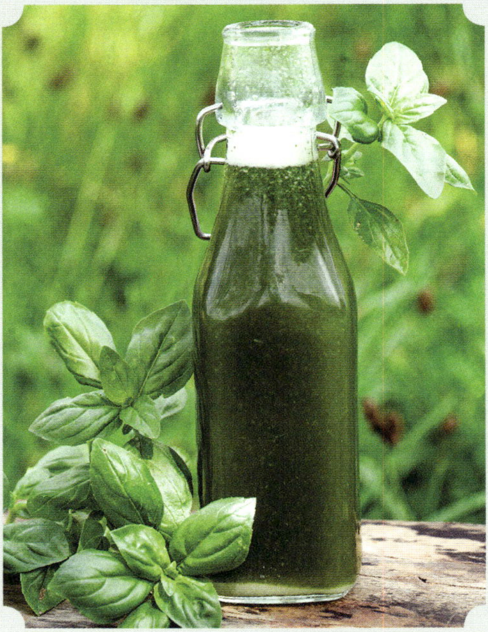

Zutaten Basissole
1 l Wasser
280–300 g hochwertiges Natursalz

Zubereitung
Das Salz in ein Gefäß geben und mit Wasser übergießen. Die Mischung über Nacht stehen lassen, damit sich das Salz bis zur Sättigung löst. Es sollte immer etwas ungelöstes Salz im Wasser verbleiben. Dadurch wird sichergestellt, dass die Sole gesättigt ist.

Zutaten Kräutersole
100 ml Basissole
1 Handvoll frischer Kräuter wie Thymian, Rosmarin und Basilikum
½ TL Salz

Zubereitung
Die Basissole und die frischen Kräuter in einen Mixer geben und alles gut pürieren. Die Mischung für etwa einen Tag ziehen lassen, sodass die Aromen und Wirkstoffe der Kräuter in die Sole übergehen. Anschließend die Mischung abseihen und in eine saubere Glasflasche umfüllen. Zum Schluss noch ½ TL Salz hinzufügen, um die Sole gesättigt und haltbar zu machen.

Haltbarkeit
etwa 1 Jahr, kühl und lichtgeschützt gelagert

Immunessig mit Sonnenhut

Abwehrkraft mit Geschmack

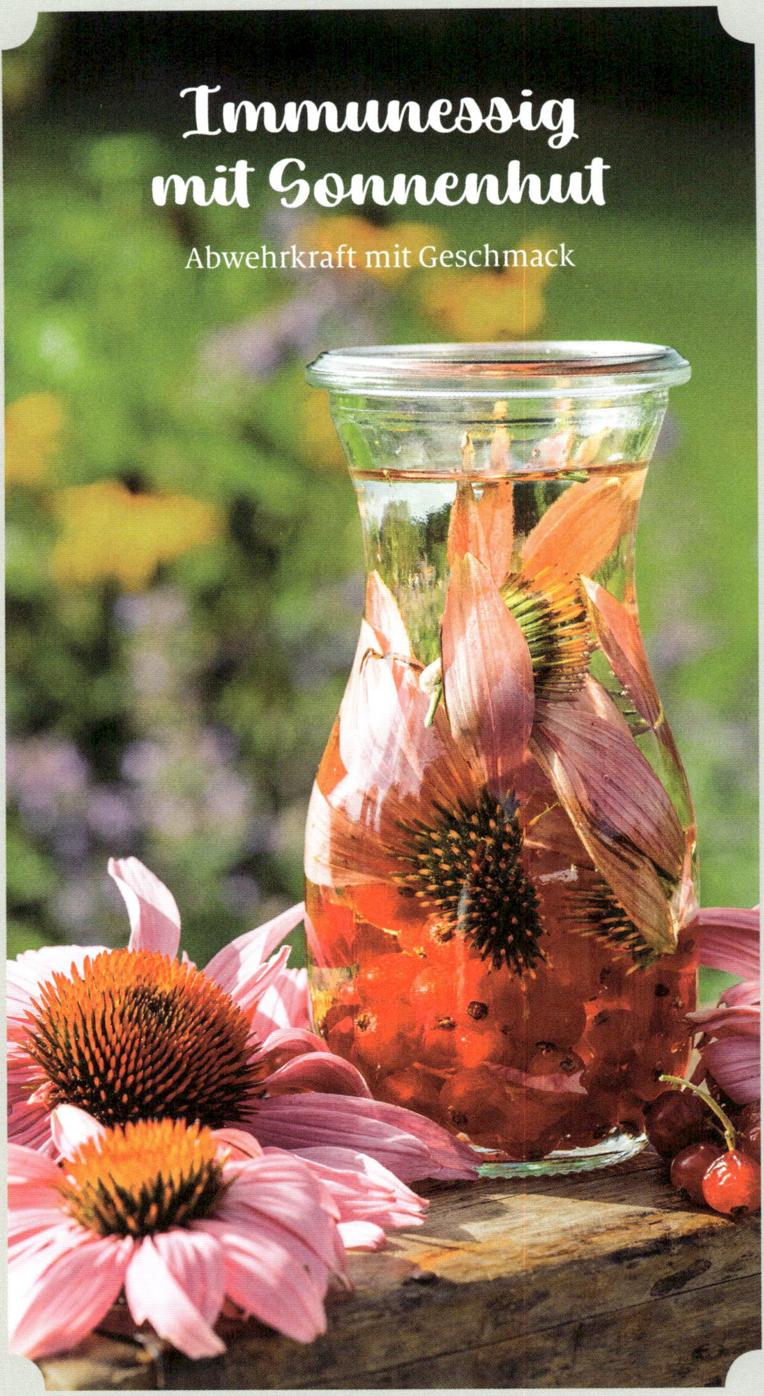

Dieser Immunessig vereint die Kraft des Sonnenhuts mit der Frische und dem hohen Vitamin-C-Gehalt heimischer Johannisbeeren. Ob als Immunkur verdünnt in Wasser getrunken, als Basis für ein Oxymel (Sauerhonig) oder als aromatischer Essig für Salate und Marinaden – dieser Essig bringt die Kraft des Gartens in jede Jahreszeit.

Zutaten

4–5 frische Sonnenhutblüten
1 Handvoll frische Johannisbeeren
500 ml Apfel- oder Weinessig

Zubereitung

Die Sonnenhutblüten klein schneiden und in ein verschließbares Glas füllen. Die Johannisbeeren leicht anquetschen und hinzufügen. Mit dem Essig übergießen, das Glas verschließen und an einen hellen, aber nicht vollsonnigen Platz stellen. Etwa 4 Wochen ziehen lassen, dabei das Glas täglich leicht schütteln, um die Wirkstoffe optimal zu lösen. Nach 4 Wochen abseihen und den Essig in Flaschen füllen.

Zur Immunstärkung 1 TL Essig in ein Glas lauwarmes Wasser geben und trinken oder für Salatmarinaden oder als Basis für ein Oxymel verwenden.

Haltbarkeit

etwa 1 Jahr, kühl und lichtgeschützt gelagert

Schichtsirup zum Genießen

Marillen-Lavendel-Sommer(nachts)traum

Marillen stecken voller Carotine, die als Provitamin A besonders gut für die Augen sind, B-Vitamine, Kalium und Calcium. Kombiniert mit dem feinen Duft von Lavendel, entsteht daraus ein sommerlicher Genuss. Dieser Schichtsirup wird kalt hergestellt, dadurch bleiben die wirksamen Inhaltsstoffe der Zutaten besonders gut erhalten.

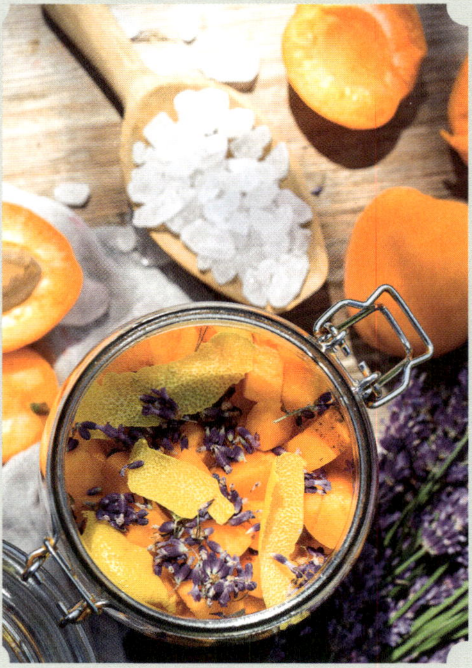

Zutaten

500 g frische Marillen (entkernt)
550 g heller Kandiszucker
1–2 EL frische oder getrocknete Lavendelblüten
Zesten einer Bio-Zitrone

Zubereitung

Die Marillen waschen, abtrocknen, entkernen und in kleine Stücke schneiden. In ein sauberes Glas zuerst eine etwa 1 cm dicke Schicht Kandiszucker füllen. Dann eine Schicht Marillenstücke daraufgeben und etwas Lavendel und Zitronenzesten hinzufügen. Abwechselnd Schichten aus Zucker, Marillen, Lavendel und Zitrone in das Glas füllen, bis es voll ist. Die oberste Schicht sollte Kandiszucker sein. Nach 1 Tag beginnt sich der Zucker zu lösen. Das Glas für etwa 1 Woche stehen lassen, dabei gelegentlich leicht schwenken. Den Sirup abseihen und in sterilisierte Flaschen füllen. Ein Spritzer des süßen Sirups reicht aus, um Mineralwasser, Mocktails oder Prosecco in einen sommerlichen Genuss zu verwandeln. Hat man keine Marillen, so schmeckt der Sirup auch mit Pfirsichen hervorragend!

Zubereitung

etwa 6 Monate, kühl und dunkel gelagert

Mittsommer-Butter

Blütenzauber und Kräuterfrische

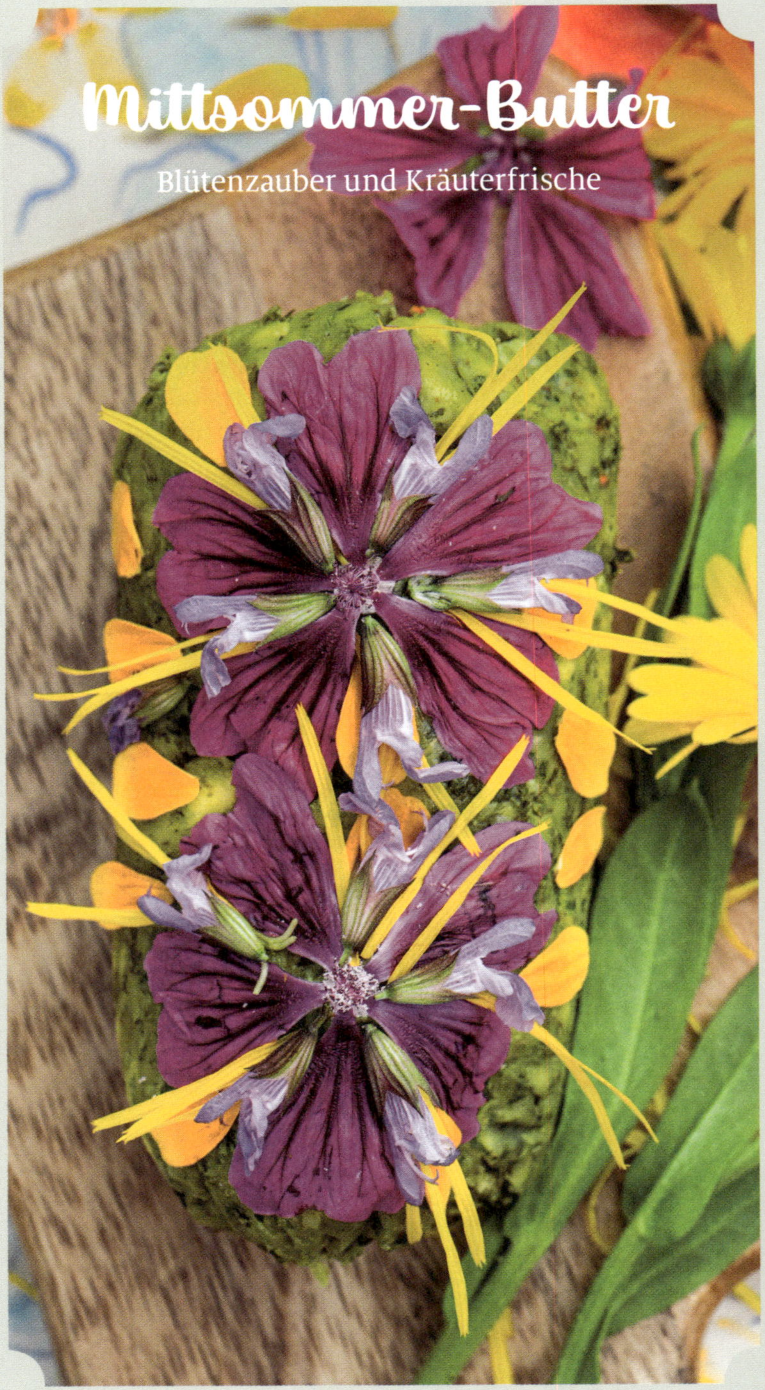

Die Kräuterbutter – inspiriert vom schwedischen Fest der Lebensfreude – bringt das skandinavische Sommergefühl direkt auf den Tisch. Sie verleiht jeder Mahlzeit einen Hauch von Festlichkeit und erinnert daran, wie schön es ist, die Natur zu feiern und zu genießen.

Zutaten
1 Handvoll frische Kräuter
(z. B. Thymian, Rosmarin, Oregano, Petersilie)
250 g weiche Butter
Salz und Pfeffer
frische essbare Blüten
(z. B. Malven, Ringelblumen, Rosen, Kamille)

Zubereitung
Die frischen Kräuter möglichst fein hacken und zusammen mit der Butter in eine Schüssel geben. Salz und Pfeffer nach Geschmack hinzufügen und die Zutaten mit einer Gabel gut vermischen, sodass die Kräuter gleichmäßig in der Butter verteilt sind. Die Kräuterbutter auf ein Stück Backpapier geben und zu einer Rolle formen. Das Papier kurz lösen und die Butter mit den essbaren Blüten dekorieren. Anschließend die Butter wieder einrollen und im Kühlschrank fest werden lassen.

Haltbarkeit
im Kühlschrank mehrere Tage haltbar

Erfrischender Sirup für heiße Tage

Schafgarbe trifft Zitrone

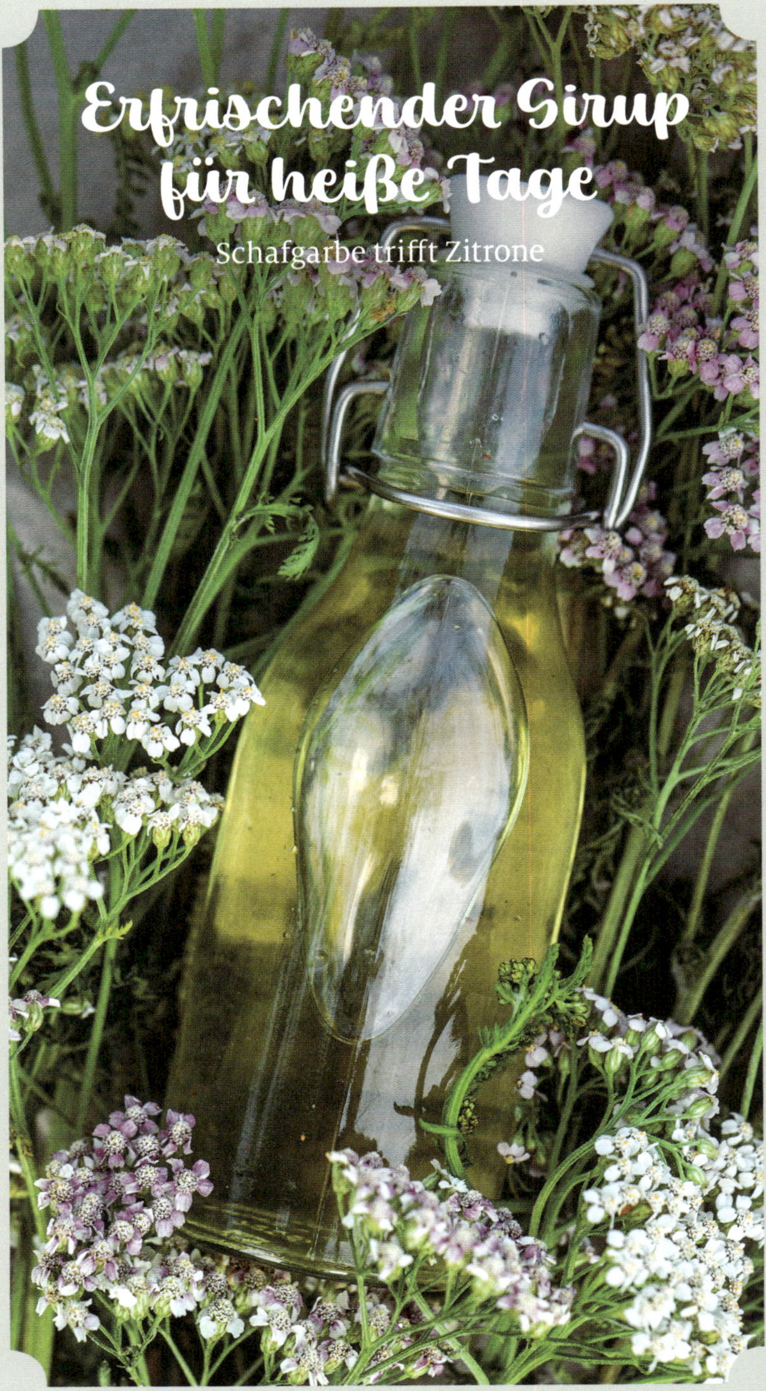

Die Schafgarbe hat sich mit ihrem Ruf als »Heil aller Schäden« im Volksmund einen Platz als vielseitiges Allheilmittel erarbeitet. Ihr würzig-aromatischer Geschmack in Kombination mit der Frische der Zitronen macht diesen Sirup zu einem himmlischen Durstlöscher. Aufgespritzt mit kaltem Mineralwasser oder als Zutat in einem Mocktail ist er eine ideale Begleitung für warme Tage. Im Winter versüßt er den wärmenden Tee.

Zutaten
250 ml abgezupfte Schafgarbenblüten
4 Bio-Zitronen
1 kg Zucker
1 l Wasser

Zubereitung
Die Blüten von den Dolden abpflücken und in eine große Schüssel geben. Die Zitronen gründlich waschen, Zesten aus der Schale schneiden und die Zitronen auspressen. Beides zu den Blüten in die Schüssel geben. Zucker und Wasser in einem Topf zum Kochen bringen, bis sich der Zucker vollständig aufgelöst hat. Das Zuckerwasser über die Blütenmischung gießen. Alles mit einem Tuch abdecken und für etwa 2 Tage an einem kühlen Ort ziehen lassen. Zwischendurch immer wieder umrühren und sicherstellen, dass die Blüten gut mit Flüssigkeit bedeckt sind. Nach 2 Tagen abseihen. Um die Haltbarkeit zu verlängern, den Sirup nochmals kurz aufkochen und in sterilisierte Flaschen abfüllen.

Haltbarkeit
etwa 1 Jahr, kühl und dunkel gelagert

Sommersonnensalz

Schicht für Schicht den Sommer genießen

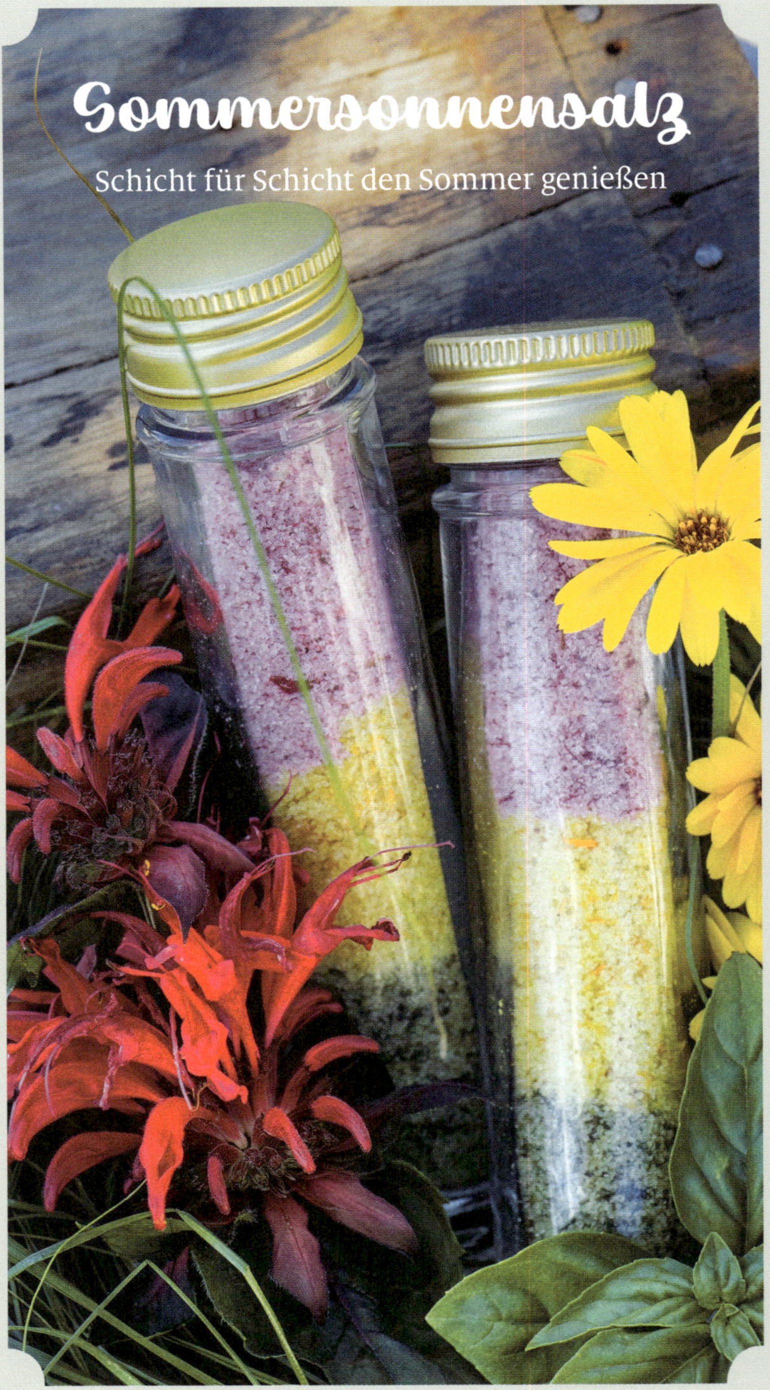

Kräutersalze bieten eine wunderbare Möglichkeit, die Kräuter des Sommers für den Rest des Jahres haltbar zu machen. Mein Sommersonnensalz – für Salate, Gemüse, Suppen oder als tolles Topping – vereint drei unterschiedliche Kräutersalze, die durch die Schichtung verschiedener Kräuter und Blüten besonders bunt erstrahlen.

Zutaten (für je 1 Salz)
½ Tasse Salz
½ Tasse Blüten oder Kräuter,
z. B. grün: Thymian, Rosmarin, Basilikum;
gelb/orange: Ringel- oder Sonnenblumenblüten;
rot/rosa: Goldmelisse oder Rose

Zubereitung
Die Kräuter oder Blüten sowie das Salz in einen Mörser geben und so lange mörsern, bis sich die Pflanzen gut zerkleinert haben und mit dem Salz eine feste Verbindung eingegangen sind. Alternativ kann man die Mischung auch im Mixer zerkleinern. Das fertige Kräutersalz auf einem mit Backpapier ausgelegten Backblech verteilen und mehrere Tage bei Raumtemperatur trocknen lassen. Da das Salz durch die Feuchtigkeit der Pflanzen etwas zusammenklebt, empfiehlt es sich, es vor dem Abfüllen noch einmal im Mörser oder Mixer fein zu mahlen. Um das bunte Salz noch schöner zu präsentieren, kann man die verschiedenen Farben der Kräuter und Blüten schichtweise in ein Glas füllen.

Haltbarkeit
mehrere Jahre

Roter Sommerlikör

Fruchtig und blütenreich

Dieser Sommerlikör kombiniert die Frische von Beeren mit den floralen Aromen von Rose und Lavendel und wird durch die würzige Note von Tonkabohne und Vanille abgerundet. Neben seinem feinen Geschmack wirkt er zudem beruhigend und entspannend – perfekt für ein kleines Glas am Abend. Die Früchte und Blüten lassen sich je nach Saison und Ernte wunderbar variieren.

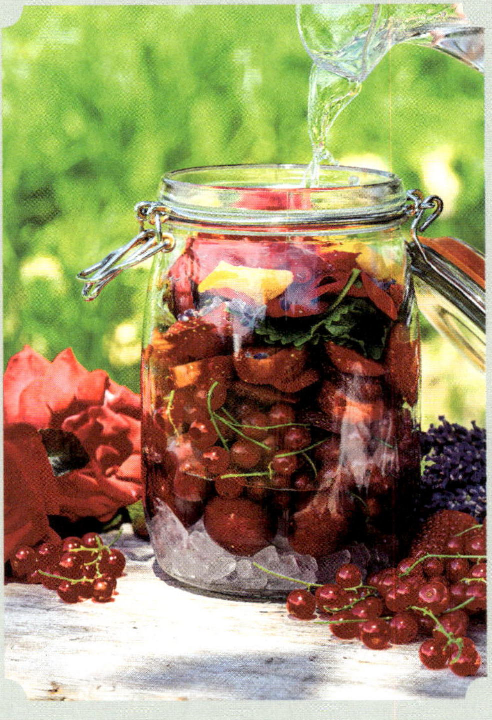

Zutaten

1–2 frische Rosenblüten
1 EL frische Lavendelblüten
1 Handvoll frische Melissenblätter
150 g Erdbeeren
150 g Johannisbeeren
Schale von 1 Bio-Zitrone
1 Vanilleschote
Abrieb von ½ Tonkabohne
100 g Kandiszucker
750 ml Wodka

Zubereitung

Die Rosen- und Lavendelblüten vorsichtig zerkleinern und in ein verschließbares Glas geben. Die Melissenblätter ebenfalls leicht zerreißen und zusammen mit den geschnittenen Erdbeeren, den Johannisbeeren und der Zitronenschale in das Glas geben. Die Vanilleschote aufschneiden, das Mark herauskratzen und gemeinsam mit dem Tonkabohnenabrieb sowie dem Kandiszucker zu den Früchten und Kräutern geben. Den Wodka darüber gießen und das Glas verschließen. Den Likör an einem hellen, aber nicht direkt sonnigen Platz für 2–3 Monate ziehen lassen. Zwischendurch immer wieder einmal schütteln. Nach der Ziehzeit den Likör durch ein feines Sieb abseihen und in Flaschen abfüllen. Am besten lässt man den Likör noch für weitere 1–2 Monate reifen, damit sich die Aromen perfekt entfalten können.

Haltbarkeit

mehrere Jahre

Sommersoda

Fermentierter Gartengenuss

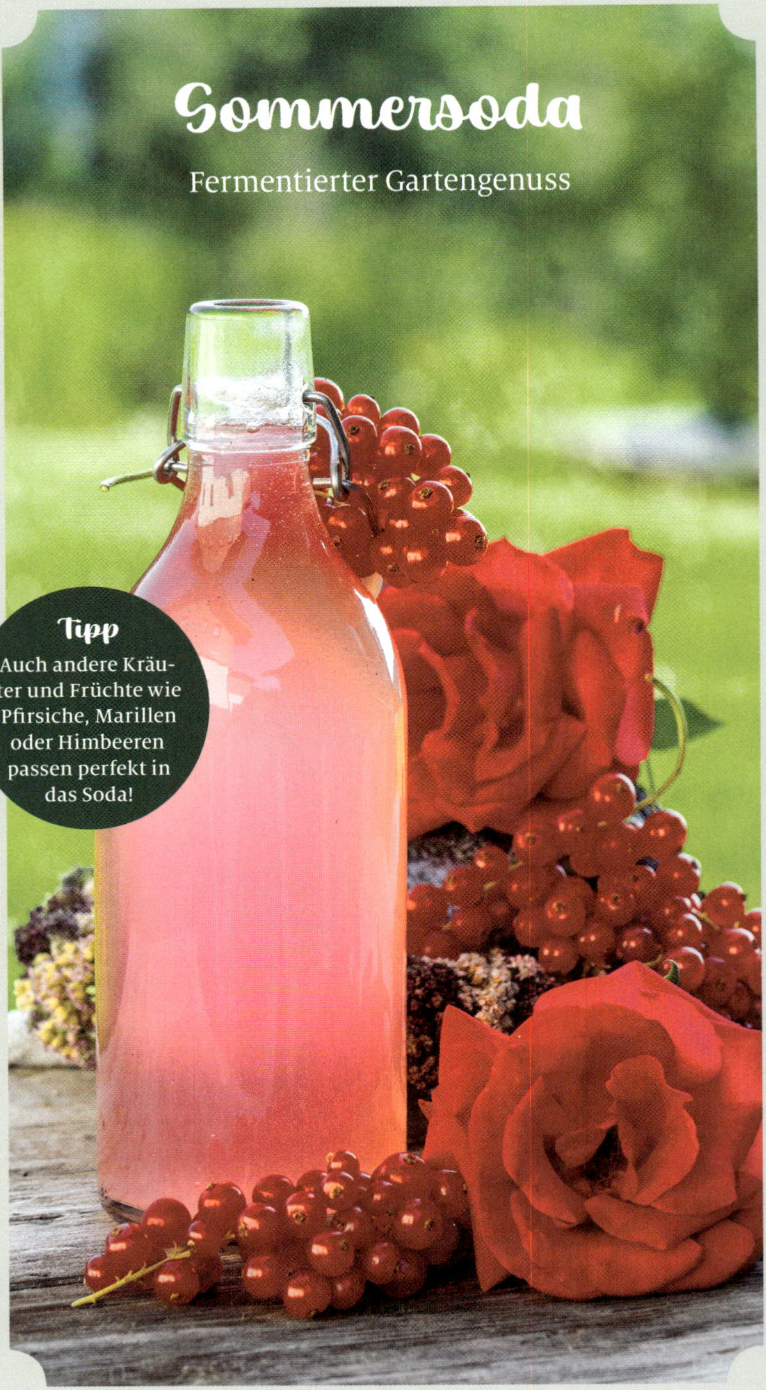

Tipp
Auch andere Kräuter und Früchte wie Pfirsiche, Marillen oder Himbeeren passen perfekt in das Soda!

Ein spritziges Getränk, das nicht nur erfrischt, sondern auch natürliche Mikroorganismen enthält, die unserem Darm guttun. Die Fermentation sorgt für ein angenehmes Prickeln und den besonderen Geschmack.

Zutaten
100 g Erdbeeren
100 g Johannisbeeren
je 1 kleine Handvoll Rosenblätter, Melissenblätter und Schafgarbenblüten
1–2 EL Honig
1 l Wasser

Zubereitung
Die Erdbeeren in Scheiben schneiden, die Johannisbeeren leicht anquetschen und in ein großes Glas füllen. Die Kräuter nach Belieben leicht zerkleinern und ebenfalls in das Glas geben. Dann den Honig hinzufügen und mit dem Wasser auffüllen. Alles gut verrühren, bis sich der Honig vollständig aufgelöst hat. Das Glas nun verschlossen für etwa 2–3 Tage bei Zimmertemperatur stehen lassen. Jeden Tag leicht schütteln, damit sich alles gut verteilt. Nach etwa 2 Tagen das Glas öffnen und prüfen, ob sich bereits Kohlensäure gebildet hat und der Geschmack deinen Vorstellungen entspricht. Wenn gewünscht, kann noch 1–2 Tage länger fermentiert werden, um die Kohlensäure zu intensivieren. Den Deckel des Glases immer vorsichtig öffnen, falls sich bereits viel Kohlensäure gebildet hat. Anschließend abseihen und im Kühlschrank aufbewahren.

Haltbarkeit
im Kühlschrank etwa eine Woche

Würziges Sommeröl

Kräuterduft im Glas

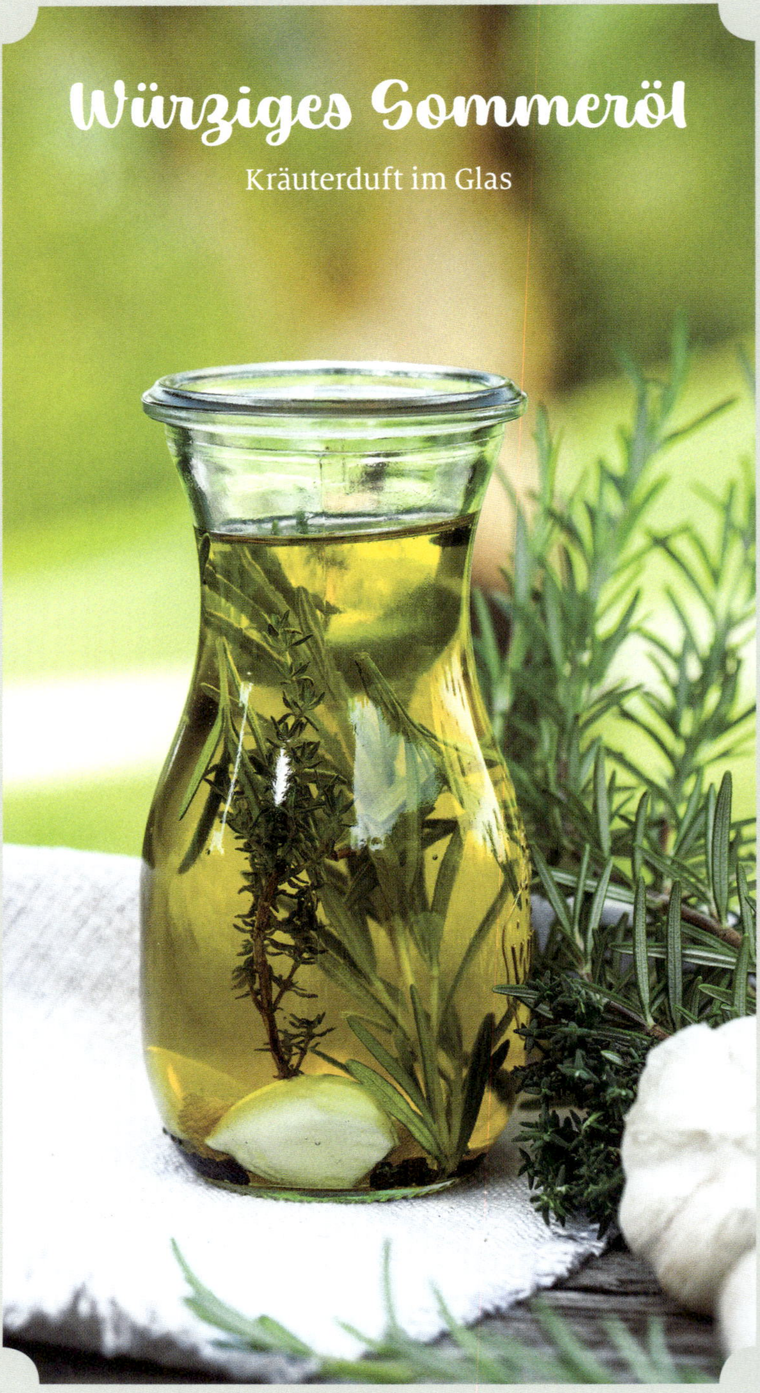

Öle sind ein ideales Auszugsmittel, um die Aromen von Kräutern und Gewürzen über Wochen oder Monate hinweg zu bewahren. Dieses Sommeröl mit seiner Kombination aus Rosmarin, Thymian und Knoblauch sowie etwas Pfeffer und Senf ist ein vielseitiger Begleiter in der Küche – sei es für Dressings, zum Verfeinern von Dips oder zum Marinieren von Gemüse und Fleisch.

Zutaten

2 Rosmarinzweige
2 Thymianzweige
1 TL Senfkörner
1 TL Pfefferkörner
1 Knoblauchzehe
Schale von 1 Bio-Zitrone
250 ml Olivenöl

Zubereitung

Die Kräuter klein schneiden und in ein Glas geben. Senf- und Pfefferkörner, die geschälte Knoblauchzehe und die Zitronenschale hinzufügen. Alles mit dem Olivenöl übergießen und gut vermengen. Das Glas verschließen und an einem kühlen, dunklen Ort für etwa 1–2 Wochen ziehen lassen. Nach der Ziehzeit das Öl durch ein feines Sieb oder Tuch abseihen und in eine Flasche füllen.

Haltbarkeit

etwa ein halbes Jahr, kühl und dunkel gelagert

Fruchtgummi zum Verlieben

Himbeer-Rosen-Zauber

Manchmal darf Naschen nicht nur köstlich, sondern auch gesund sein – oder zumindest fast! Die Himbeer-Rosen-Fruchtgummis sind eine herrliche Versuchung und verführen mit ihrem frischen, fruchtigen Geschmack und einer zarten Rosennote. Sie sind ganz einfach selbst zu machen und ein himmlischer Snack für zwischendurch. Außerdem das Highlight auf jeder Teeparty!

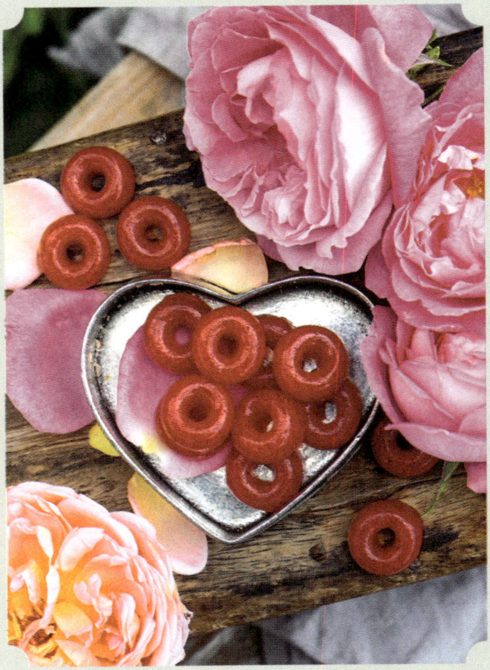

Zutaten
250 g Himbeeren
100 ml Rosenhydrolat
2–3 TL Agar-Agar-Pulver
(je nach gewünschter Festigkeit)
1–2 EL Honig oder Ahornsirup

Zubereitung
Die Himbeeren pürieren und durch ein feines Sieb streichen, um die Kerne zu entfernen. Die Masse abwiegen und mit dem Rosenhydrolat auf etwa 240 g auffüllen. Das Agar-Agar-Pulver mit einem Schneebesen gut in die Masse einrühren. Dafür die Angaben auf der Packung des Agar-Agar-Pulvers überprüfen, um sicherzugehen, dass die Mengenverhältnisse passen, da es verschiedene Konzentrationen des Pulvers gibt. Die Mischung in einen Topf geben und unter ständigem Rühren für etwa 5 Minuten köcheln lassen. Nach Belieben den Honig oder Ahornsirup zugeben und gut umrühren. Die fertige Mischung in kleine Silikonförmchen füllen. Bei sehr kleinen Förmchen kann man die Masse mit einer Pipette einfüllen, um sie sauber und präzise zu portionieren. Im Kühlschrank für mehrere Stunden oder über Nacht fest werden lassen. Sobald die Fruchtgummis fest sind, aus der Form nehmen und genießen!

Haltbarkeit
im Kühlschrank etwa 1 Woche frisch

Tipp
Auch mit Erdbeeren schmeckt dieses Rezept herrlich!

Sundowner-Mocktail

Pink Magic

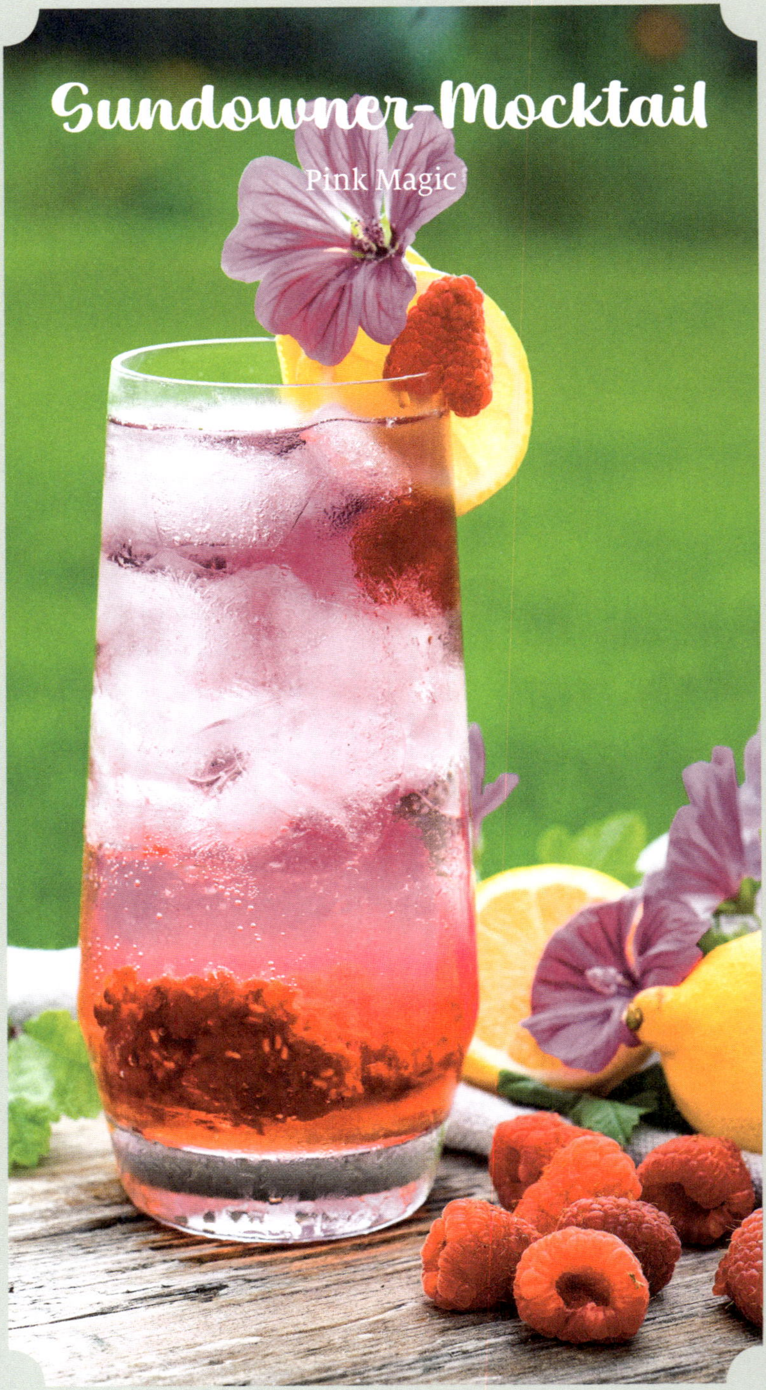

Dieser wunderbare Mocktail bringt die Frische der Himbeeren, die feine Süße des Marillen-Lavendel-Sirups und das faszinierende Farbenspiel des Malventees zusammen. Denn wenn der Zitronensaft hinzukommt, verwandelt sich das tiefviolette Malvenblau in ein strahlendes Pink – ein echter Hingucker!

Zutaten

kalter Tee aus Malvenblüten
(1–2 TL Malvenblüten, 200 ml kaltes Wasser)
10 Himbeeren
5–6 Eiswürfel
1–2 EL Marillen-Lavendel-Sirup (Seite 78)
Saft von 1 Zitrone

Zubereitung

Für den Tee die Malvenblüten in eine Tasse geben, mit dem kalten Wasser aufgießen und umrühren. Etwa 5 Minuten ziehen lassen, dann abseihen. Die Himbeeren leicht zerdrücken und in ein Glas füllen. Das Eis zerstoßen und über die Himbeeren geben. Den Marillen-Lavendel-Sirup hinzufügen und mit dem Malventee auffüllen. Zum Schluss den Zitronensaft hinzugießen – und staunen, wie sich die Farbe des Mocktails in ein lebhaftes Pink verwandelt.

Sonnenpflege für Haut und Seele

Nährende und pflegende Begleiter

Die Kraft der Sonne spiegelt sich nicht nur in der Wärme, die wir auf unserer Haut spüren, sondern auch in den Kräutern, die unter ihrem Licht gedeihen. Diese Sonnenkräuter tragen die Energie des Sommers in sich und bringen uns ihre nährenden, regenerierenden und wärmenden Eigenschaften – selbst in unseren Pflegeprodukten. Mit nur wenigen sorgsam ausgewählten Zutaten lässt sich Kosmetik herstellen, die nicht nur die Haut verwöhnt, sondern auch die Seele berührt und uns in Verbindung mit der Kraft der Natur bringt. Egal, ob du dir selbst ein kleines Ritual der Selbstfürsorge gönnst oder jemandem ein duftendes Geschenk machst – die Produkte aus diesen Sonnenkräutern sind etwas Besonderes. Sie bringen Leichtigkeit, Freude sowie ein Gefühl der Verbundenheit und hinterlassen ein Strahlen.

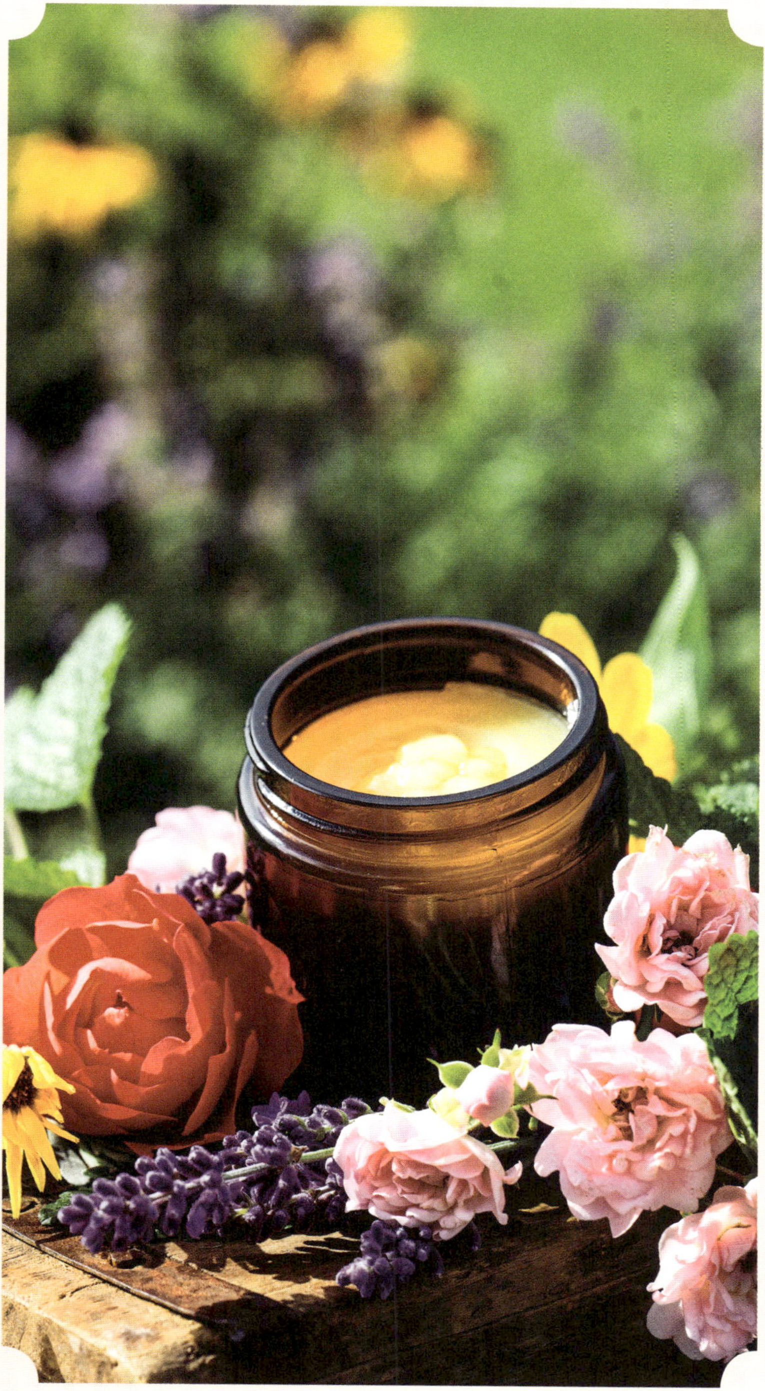

Seelenbalsam für kleine Auszeiten

Schutzengel im Tiegel

Dieser Seelenbalsam ist wie eine sanfte Umarmung, die dir Trost spendet und dich an deine innere Stärke erinnert. Die beruhigenden, harmonisierenden Düfte von Rose, Lavendel, Königskerze und Melisse schenken dir bei jedem Auftragen ein Gefühl von Geborgenheit und Wohlbefinden. Der Balsam eignet sich ideal für kleine Alltagsrituale – auf die Pulsflächen aufgetragen und tief eingeatmet, bringt er uns zurück ins Hier und Jetzt.

Für eine ganz besondere Verbindung kann der Seelenbalsam in ein Schmuckamulett gefüllt werden, um seine tröstende Energie wie einen Schutzengel stets bei sich zu tragen. In diesen stillen, wertvollen Momenten finden wir eine Pause vom Alltag und tanken Zuversicht und Leichtigkeit. Dafür den Bienenwachsanteil um ein Drittel erhöhen, damit der Balsam für das Amulett möglichst fest ist.

Zutaten für den Blütenduftöl-Auszug

Alkohol zum Desinfizieren
1 Handvoll Blüten und Kräuter
(Rose, Königskerze, Melisse, Lavendel)
1 Vanilleschote
½ Tonkabohne
200 g Mandelöl

Zubereitung

Den Arbeitsplatz und alle Arbeitsgeräte gründlich desinfizieren. Die Blüten und Kräuter zerkleinern und in ein feuerfestes Glas geben. Die Vanilleschote auskratzen und die Schote leicht zerkleinern. Die Tonkabohne fein reiben. Alles in das Glas zu den Blüten geben und mit dem Mandelöl übergießen. Das Glas in ein Wasserbad stellen und das Öl bei mittlerer Hitze etwa 1 Stunde lang ziehen lassen, dabei gelegentlich umrühren. Nach der Auszugszeit abseihen und das duftende Kräuteröl in ein sauberes Gefäß füllen.

Zutaten für den Seelenbalsam

Alkohol zum Desinfizieren
150 g Kräuteröl
15 g Bienenwachs
5 Tropfen äth. Mandarinenöl rot (*Citrus reticulata*)

Zubereitung

Den Arbeitsplatz und alle Arbeitsgeräte gründlich desinfizieren. Das Kräuteröl gemeinsam mit dem Bienenwachs in ein feuerfestes Glas geben und im Wasserbad erwärmen, bis das Bienenwachs vollständig geschmolzen ist. Die Mischung vom Herd nehmen und so lange mit einem Spatel rühren, bis sie auf Handwärme abgekühlt ist. Nun das ätherische Mandarinenöl hinzufügen. Den fertigen Balsam in saubere Tiegel abfüllen.

Haltbarkeit

etwa 6–8 Monate

Aroma-Roll-on

Duftender Begleiter für Momente der Stärke

Roll-ons sind wunderbare Stimmungsmacher, die in die Handtasche passen und uns bei jedem Auftragen ein Lächeln schenken. Dieser Aroma-Roll-on kombiniert die sonnige Wärme des Ringelblumenöls mit den fruchtigen Noten der roten Mandarine und der beruhigenden Wirkung von Lavendel – eine kraftvolle Mischung für die Seele, die dich daran erinnert, auf deine innere Stärke zu vertrauen.

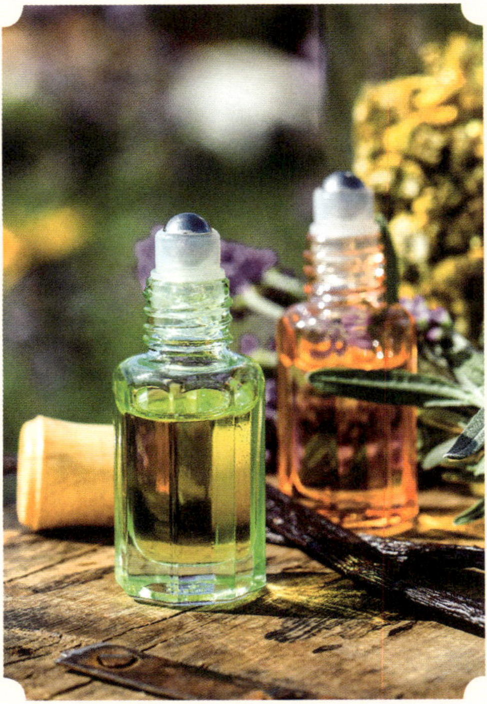

Zutaten für den Ringelblumen-Ölauszug
Alkohol zum Desinfizieren
1 Handvoll frische oder getrocknete Ringelblumenblüten
100 ml Mandel- oder Jojobaöl

Zubereitung
Den Arbeitsplatz sowie die Arbeitsgeräte desinfizieren. Die Ringelblumenblüten leicht zerkleinern und in ein feuerfestes Glas geben. Mit dem Öl übergießen. Im Wasserbad bei mittlerer Hitze etwa 1 Stunde ziehen lassen, dabei immer wieder umrühren. Nach der Auszugszeit abseihen und das fertige Ringelblumenöl in ein sauberes Gefäß füllen.

Zutaten für den Aroma-Roll-on (2 Roll-ons à 10 ml)
2 Roll-on-Fläschchen à ca. 10 ml
Alkohol zum Desinfizieren
20 ml Ringelblumenöl
6 Tropfen äth. Mandarinenöl rot (*Citrus reticulata*)
2 Tropfen äth. Lavendelöl (*Lavandula angustifolia*)

Zubereitung
Die Roll-on-Fläschchen mit Alkohol desinfizieren. Das Ringelblumenöl in die Fläschchen füllen. Jeweils 3 Tropfen ätherisches Mandarinenöl und 1 Tropfen ätherisches Lavendelöl in jedes Fläschchen geben. Die Fläschchen gut verschließen und leicht schütteln, um die Inhaltsstoffe zu vermischen.

Haltbarkeit
etwa 6–8 Monate, kühl und dunkel gelagert

Ringelblumen-Aloe-Gel

After-Sun-Kraft der Natur

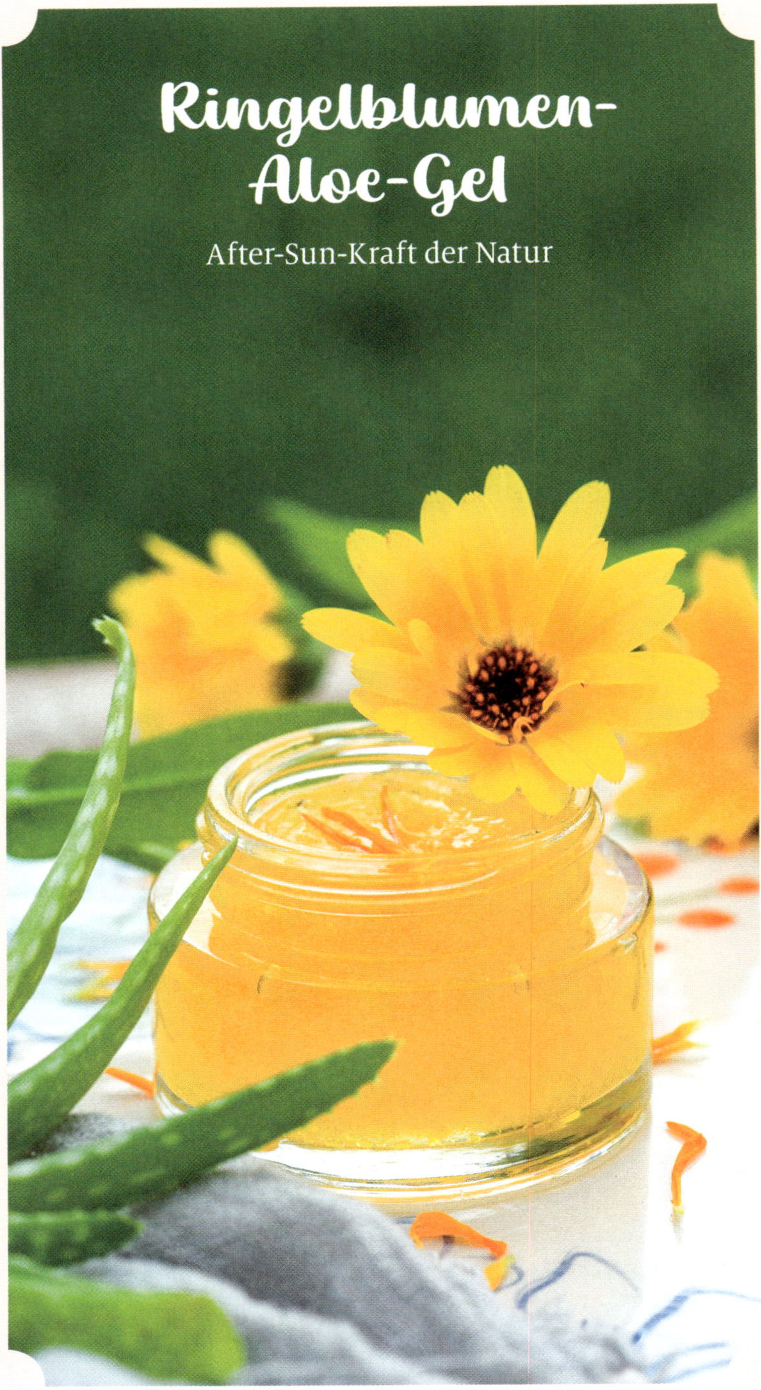

Dieses leichte, feuchtigkeitsspendende Ringelblumen-Aloe-Gel ist nach einem Sonnenbad besonders wohltuend. Es zieht schnell ein, beruhigt die Haut und versorgt sie mit einer Kombination aus kühlender Aloe vera, regenerierendem Ringelblumenöl und einem Hauch von Sanddornfruchtfleischöl – ein wohltuender Abschluss für sonnige Tage!

Zutaten

Alkohol zum Desinfizieren
100 g Aloe-vera-Gel (fertiges Gel mit Konservierung)
10 g Ringelblumenöl
optional: 5 Tropfen Sanddornfruchtfleischöl (für extra Pflege)
5 Tropfen Vitamin E
5 Tropfen äth. Lavendelöl (*Lavandula angustifolia*)

Zubereitung

Den Arbeitsplatz sowie die Arbeitsgeräte und Tiegel gründlich desinfizieren. Alle Zutaten in ein sauberes Gefäß geben. Mit einem kleinen Mixer mehrere Minuten kräftig rühren, bis sich das Aloe-vera-Gel gleichmäßig mit den anderen Inhaltsstoffen vermischt hat. Das fertige Gel in einen desinfizierten Tiegel abfüllen und gut verschließen.

Haltbarkeit

etwa 2 Monate, kühl gelagert

Sanfte Lippenpflege

Kiss Kiss Nature

Unsere Lippen freuen sich ebenso wie unsere restliche Haut über sanfte Pflege – dieser Lippenbalsam aus liebevoll geernteten Gartenkräutern und Blüten schenkt ihnen besondere Zuwendung. Er verwöhnt nicht nur mit beruhigenden und heilenden Eigenschaften, sondern umhüllt uns auch mit einem zarten, sommerlichen Duft. Perfekt für Küsse, kleine Wohlfühlmomente oder einfach als sanfter Begleiter für jede Jahreszeit.

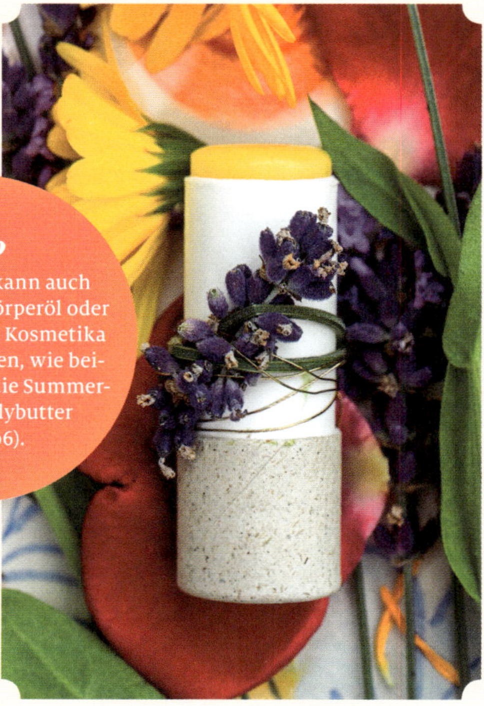

Tipp

Der Ölauszug kann auch als pflegendes Körperöl oder Zutat für andere Kosmetika verwendet werden, wie beispielsweise für die Summer-Goddess-Bodybutter (Seite 106).

Zutaten für den Ölauszug mit Sommerblüten
Alkohol zum Desinfizieren
1 Handvoll frische Blüten und Kräuter (Rosen, Melisse, Lavendel, Königskerze, Ringelblume, Kamille)
150 g Mandelöl

Zubereitung
Den Arbeitsplatz und alle Arbeitsgeräte gründlich desinfizieren. Die Blüten und Kräuter zerkleinern und in ein feuerfestes Glas geben. Mit dem Mandelöl übergießen. Das Glas in ein Wasserbad stellen und das Öl bei mittlerer Hitze etwa 1 Stunde ziehen lassen, dabei gelegentlich umrühren. Danach abseihen und das fertige Kräuteröl in ein sauberes Gefäß füllen.

Zutaten für den Lippenbalsam (3 Lippenstifthülsen)
Alkohol zum Desinfizieren
18 g Kräuteröl
5 g Bienenwachs
2 Tropfen ätherisches Öl nach Wahl

Zubereitung
Lippenstifthülsen und Arbeitsgeräte gründlich desinfizieren. Kräuteröl und Bienenwachs im Wasserbad schmelzen. Das Gemisch vom Herd nehmen, das ätherische Öl hinzugeben und alles verrühren. Die flüssige Mischung sofort in die Lippenstifthülsen füllen und vollständig abkühlen lassen.

Haltbarkeit
etwa 6–8 Monate

Summer-Goddess-Bodybutter

Fühl dich wie eine Göttin

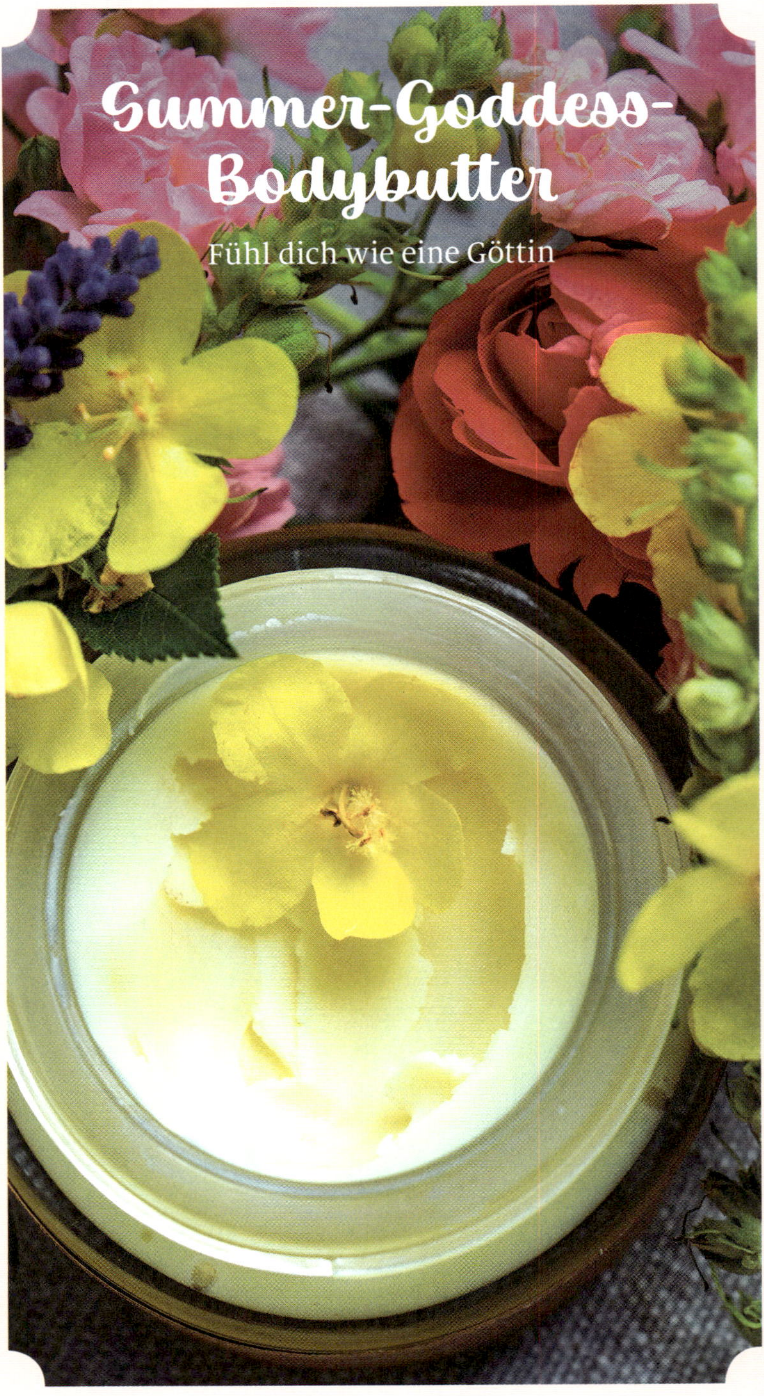

Diese reichhaltige und zugleich zart schmelzende Bodybutter vereint die pflegenden Eigenschaften von Rose, Melisse, Lavendel, Königskerze, Ringelblume und Kamille. Mit ihren wertvollen Inhaltsstoffen nährt sie die Haut, macht sie glatt und geschmeidig und verleiht ihr einen natürlichen Sommerglanz.

Zutaten

Alkohol zum Desinfizieren
100 g Sheabutter
100 g Kräuteröl (Seite 98)
optional: 5 Tropfen äth. Rosenöl (*Rosa damascena*)

Zubereitung

Den Arbeitsplatz und alle verwendeten Arbeitsgeräte gründlich desinfizieren. Die Sheabutter mit dem Kräuteröl sanft im Wasserbad schmelzen. Die Mischung in eine größere Schüssel füllen und diese für 1–2 Stunden in den Kühlschrank stellen, bis die Masse leicht fest wird. Die gekühlte Mischung mit einem Mixer kräftig aufschlagen, bis sie eine luftige, cremige Konsistenz erreicht. Optional das ätherische Rosenöl hinzufügen. Die fertige Bodybutter in einen sauberen Tiegel füllen und ein tägliches Verwöhnritual genießen.

Haltbarkeit

etwa 6–8 Monate

Rosmarinsalbe für Körper und Geist

Stark und belebend

Diese Salbe bringt unsere Muskeln durch die durchblutungsfördernde und belebende Wirkung des Rosmarins wieder in Schwung. Sie löst Verspannungen, lindert Menstruationskrämpfe und gibt uns mit ihrem würzigen Duft neue Lebenskraft. Ideal, um den Winterblues zu vertreiben und die Seele zu kräftigen.

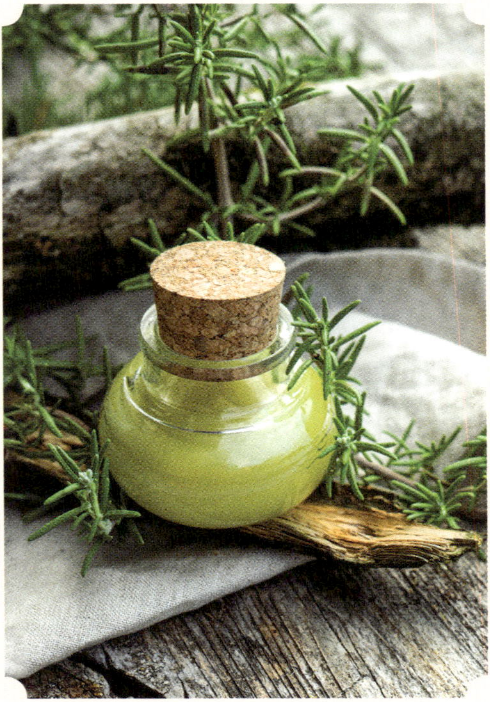

Zutaten für den Rosmarin-Ölauszug
Alkohol zum Desinfizieren
2–3 Zweige frischer Rosmarin
150 g Mandelöl

Zubereitung
Den Arbeitsplatz und alle Arbeitsgeräte gründlich desinfizieren. Rosmarin zerkleinern und in ein sauberes, verschließbares Glas füllen. Mit dem Mandelöl übergießen. Das Glas für die ersten 5 Tage nur mit einem Küchentuch bedecken, damit die restliche Feuchtigkeit austreten kann. Danach verschließen und an einem hellen, aber nicht vollsonnigen Platz für 4 Wochen ziehen lassen. Das Glas täglich schwenken, um die Inhaltsstoffe optimal zu lösen. Nach der Ziehzeit abseihen und das Rosmarinöl in ein sauberes Gefäß füllen.

Tipp
Das übrig gebliebene Rosmarinöl eignet sich hervorragend als belebende Haarkur für eine gesunde Kopfhaut.

Zutaten für die Rosmarinsalbe
Alkohol zum Desinfizieren
100 g Rosmarinöl
10 g Bienenwachs

Zubereitung
Wieder alles gründlich desinfizieren. Das Rosmarinöl gemeinsam mit dem Bienenwachs in ein feuerfestes Glas geben und im Wasserbad erwärmen, bis das Wachs geschmolzen ist. Die Mischung vom Herd nehmen und so lange mit einem Spatel rühren, bis sie auf Handwärme abgekühlt ist – so wird die Salbe besonders cremig. Die fertige Salbe in saubere Tiegel abfüllen.

Haltbarkeit
etwa 6–8 Monate

Beruhigendes Lavendel-Milch-Bad

Ein Moment nur für dich

Dieses Lavendel-Milch-Bad ist der Inbegriff von Wohlgefühl: Die beruhigende Kraft des Lavendels, kombiniert mit der sanften Pflege der Milch, umhüllt uns wohlig, lässt den Alltagsstress verfliegen und schenkt uns Gelassenheit und Geborgenheit – perfekt für gemütliche Herbst- und Winterabende.

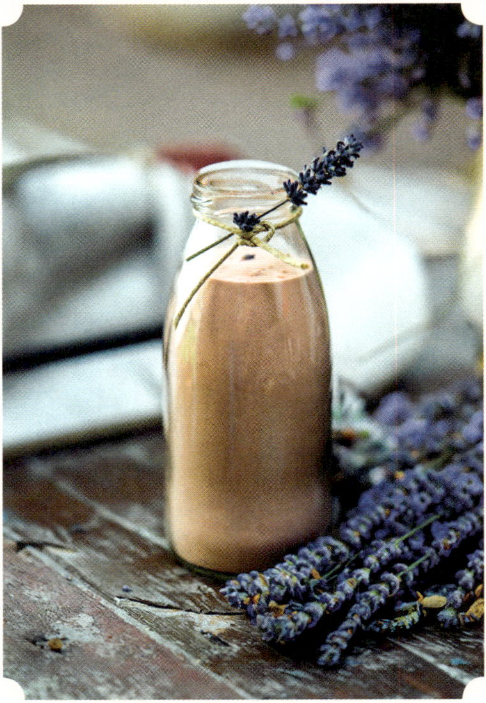

Zutaten
200 g Milchpulver
75 g feines Salz
50 g Natron
optional: ein paar Tropfen violette Lebensmittelfarbe
2 TL getrocknete Lavendelblüten
15 Tropfen äth. Lavendelöl (*Lavandula angustifolia*)
15 Tropfen äth. Vanilleöl (*Vanilla planifolia*)

Zubereitung
Milchpulver, Salz und Natron in eine große Schüssel geben und alles gründlich vermischen. Um dem Bad eine sanfte Farbnote zu verleihen, optional ein paar Tropfen violette Lebensmittelfarbe hinzufügen und gut durchrühren. Die getrockneten Lavendelblüten in einem Mixer fein mahlen und zur Mischung geben, zum Schluss die ätherischen Öle unterrühren. Das fertige Lavendel-Milch-Bad in saubere Gläser oder Flaschen abfüllen.

Für ein entspannendes Bad ca. 3–4 EL des Lavendel-Milch-Bads in das einlaufende warme Badewasser geben und den beruhigenden Lavendelduft genießen.

Haltbarkeit
etwa ein halbes Jahr

Tipp
Du möchtest keinen Lavendel? Dann probiere das Milchbad mit duftenden Rosenblüten!

Hausmittel für die Gesundheit

Alte Weisheit, neues Wissen

Seit Anbeginn der Menschheit haben wir uns der Pflanzenkräfte bedient, um unsere Gesundheit zu stärken und unser Wohlbefinden zu fördern. Kräuter, Blüten, Blätter und Wurzeln – sie alle waren und sind Begleiter in der Heilkunst ebenso wie in der Ernährung. Jahrtausendealtes Wissen wurde von Generation zu Generation weitergegeben, und wir dürfen heute auf diesen reichen Schatz zugreifen.

Viele Sonnenkräuter, die wir im Sommer sorgfältig sammeln und schonend trocknen, schenken uns wertvolle Inhaltsstoffe für das ganze Jahr. Durch die Herstellung eigener Hausmittel nehmen wir unsere Gesundheit selbst in die Hand und pflegen eine Hausapotheke voller duftender und heilender Schätze. Dieses Kapitel lädt dich ein, traditionelle und zugleich kraftvolle Anwendungen zu entdecken, die deine Gesundheit und dein Wohlgefühl unterstützen. Lass dich von der Natur inspirieren und erlebe, wie einfach es sein kann, Heilmittel für den Alltag selbst herzustellen.

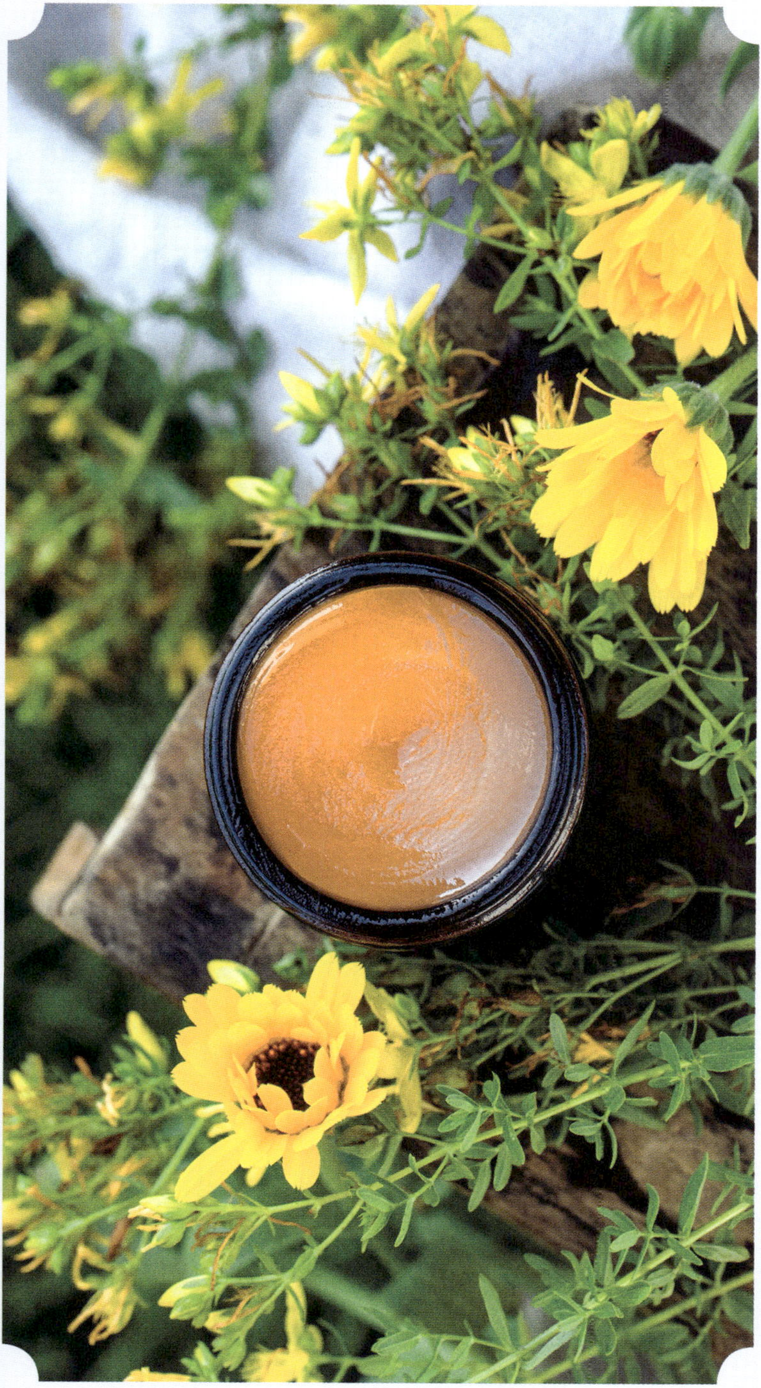

Johanniskraut und Ringelblume als Salbe

Blüten für Haut und Herz

Johanniskraut gilt seit Jahrhunderten als Sonnenpflanze, die mit ihren leuchtend gelben Blüten die Kraft der Sonne speichert und uns Trost und Licht spendet – besonders in der dunklen Jahreszeit, wenn die Tage kürzer werden und die Stimmung sinken kann. In diesem Rezept vereinen sich die heilenden Eigenschaften von Johanniskraut und Ringelblume zu einer wohltuenden Mischung, die sowohl körperliche als auch seelische Wunden lindern kann. Die Ringelblume fügt eine schützende, wärmende Qualität hinzu, die Heilung fördert und sanft die Haut pflegt. Diese kraftvolle Salbe ist ein treuer Begleiter im Alltag und wirkt wie Sonnenstrahlen für die Seele – ideal für jeden, der sich nach natürlicher Pflege sehnt. Sie ist auch fester Bestandteil meiner Hausapotheke und kommt bei Verletzungen, leichten Verbrennungen und Schürfwunden zum Einsatz.

Zutaten für den Ölauszug

Alkohol zum Desinfizieren
1 Handvoll frische Johanniskrautblüten
1 Handvoll frische Ringelblumenblüten
200 g Olivenöl (kaltgepresst)

Zubereitung

Alle Arbeitsflächen und Werkzeuge gründlich mit Alkohol desinfizieren. Die Blüten für etwa einen halben

Tag antrocknen lassen, anschließend leicht zerkleinern und in ein sauberes, verschließbares Glas füllen. Das Olivenöl über die Blüten gießen, sodass alles gut bedeckt ist. Das Glas für die ersten 5 Tage nur mit einem Küchentuch abdecken, damit die restliche Feuchtigkeit entweichen kann. Danach gut verschließen. Den Ansatz an einem hellen, aber nicht vollsonnigen Ort für etwa 4 Wochen ziehen lassen, dabei täglich sanft schwenken. Nach der Ziehzeit das Öl abseihen und in ein sauberes Gefäß füllen. Dieses Öl bildet die Basis für die Salbe.

Zutaten für die Salbe
Alkohol zum Desinfizieren
150 g Johanniskraut-Ringelblumen-Öl
15 g Bienenwachs
5 Tropfen äth. Lavendelöl (*Lavandula angustifolia*)

Zubereitung
Den Arbeitsplatz und alle benötigten Utensilien erneut gründlich desinfizieren. Das Johanniskraut-Ringelblumen-Öl zusammen mit dem Bienenwachs in ein hitzebeständiges Glas geben und im Wasserbad sanft erwärmen, bis das Bienenwachs vollständig geschmolzen ist. Die Mischung vom Herd nehmen und mit einem Spatel so lange vorsichtig rühren, bis sie auf Handwärme abgekühlt ist. Dadurch wird die Salbe besonders cremig. Das ätherische Lavendelöl hinzufügen, umrühren und die Salbe in saubere Tiegel abfüllen.

Haltbarkeit
etwa 6–8 Monate, kühl und dunkel gelagert

Johanniskraut-Oxymel

Licht für dunkle Tage

Johanniskraut, auch als »Sonnenkraut« bekannt, trägt die Kraft des Sommers in sich und hilft uns, von innen heraus zu leuchten. Dieses wertvolle Hausmittel wirkt beruhigend auf die Nerven, gibt seelisches Wohlbefinden und hilft bei Erschöpfung, Schlaflosigkeit und Unruhe.

Das Oxymel vereint die heilenden Eigenschaften der Pflanze mit den wertvollen Enzymen und Bakterien in Honig und Essig. So entsteht ein kraftvolles und wohltuendes Elixier, das nicht nur die Seele stärkt, sondern auch das Immunsystem unterstützt.

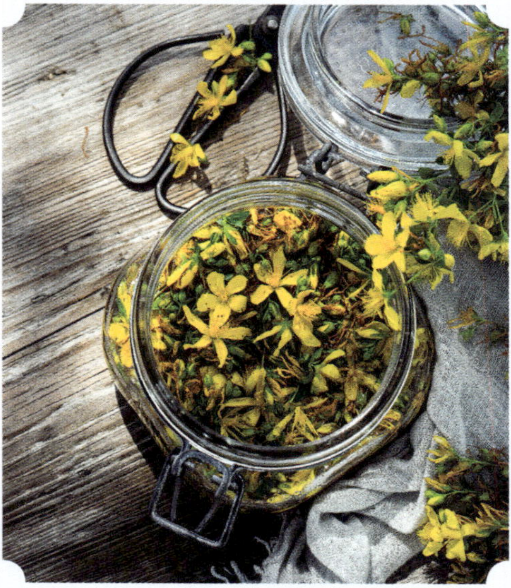

Zutaten
1–2 Handvoll frische Johanniskrautblüten
300 g Honig (vorzugsweise regionaler Honig vom Imker)
100 g Apfelessig

Zubereitung
Die Johanniskrautblüten leicht im Mörser anstoßen, um die wertvollen Inhaltsstoffe freizusetzen, und in ein sauberes, verschließbares Glas füllen. Den Honig und den Apfelessig in einer Schüssel gründlich vermischen, bis eine gleichmäßige Konsistenz erreicht ist. Die Honig-Essig-Mischung über die Johanniskrautblüten gießen und gut umrühren. Das Glas verschließen. Das Oxymel für etwa 4 Wochen an einem hellen, aber nicht vollsonnigen Ort ziehen lassen, gelegentlich leicht schwenken. Nach der Ziehzeit abseihen und das fertige Oxymel in saubere Flaschen abfüllen.

Haltbarkeit
etwa 1 Jahr, kühl und dunkel gelagert

Tipp
Du kannst das Oxymel auch abwandeln und weitere Kräuter wie Rosenblüten, Melisse und Lavendel hinzufügen. Auch eine Vanilleschote wirkt sanft und einhüllend und sorgt für guten Geschmack.

Königskerzentinktur

Sanfte Pflege für gereizte Atemwege

Die Königskerze ist eine Meisterin im Überleben an sonnigen, trockenen Standorten. Mit ihren feinen grauen Blatthaaren schützt sie sich vor Hitze und leitet Regenwasser zur Wurzel – eine wahre Königin der Anpassungskraft. Ihre sonnengelben Blüten sind nicht nur schön anzusehen, sondern auch ein wertvolles Hausmittel bei Husten, Halsschmerzen und Atemwegserkrankungen. Die Königskerzentinktur hilft besonders gut bei trockenem Husten und Reizhusten, da sie die Schleimhäute sanft umhüllt und befeuchtet.

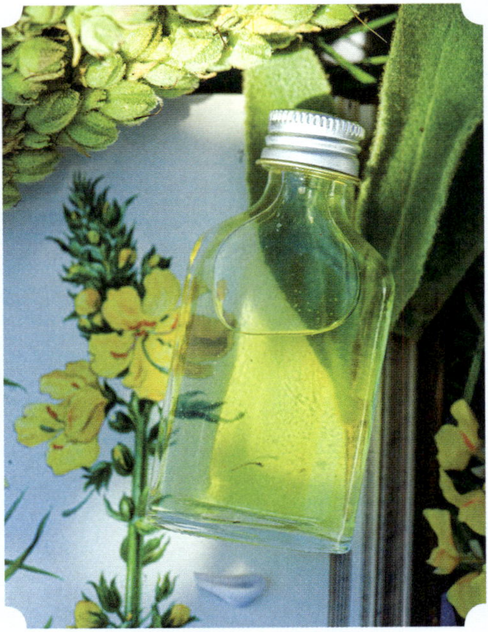

Zutaten
frische Königskerzenblüten
Schnaps mit etwa 40 Vol.-%

Zubereitung
Die frischen Königskerzenblüten in ein sauberes, verschließbares Glas füllen, bis dieses etwa dreiviertelvoll ist. Mit dem Schnaps übergießen, bis alle Blüten vollständig mit Alkohol bedeckt sind. Das Glas gut verschließen und für etwa 4 Wochen an einen hellen, aber nicht direkt sonnigen Ort stellen. Die Tinktur täglich leicht schütteln, damit sich die wertvollen Inhaltsstoffe optimal lösen. Nach der Ziehzeit die Blüten abseihen und die Tinktur in dunkle Fläschchen füllen.

Anwendung
Bei trockenem Husten oder Reizhusten 10–15 Tropfen der Tinktur in ein Glas Wasser geben und trinken. Die Tinktur beruhigt die Schleimhäute und fördert das Abhusten von zähem Schleim.

Haltbarkeit
etwa 1 Jahr, kühl und dunkel gelagert

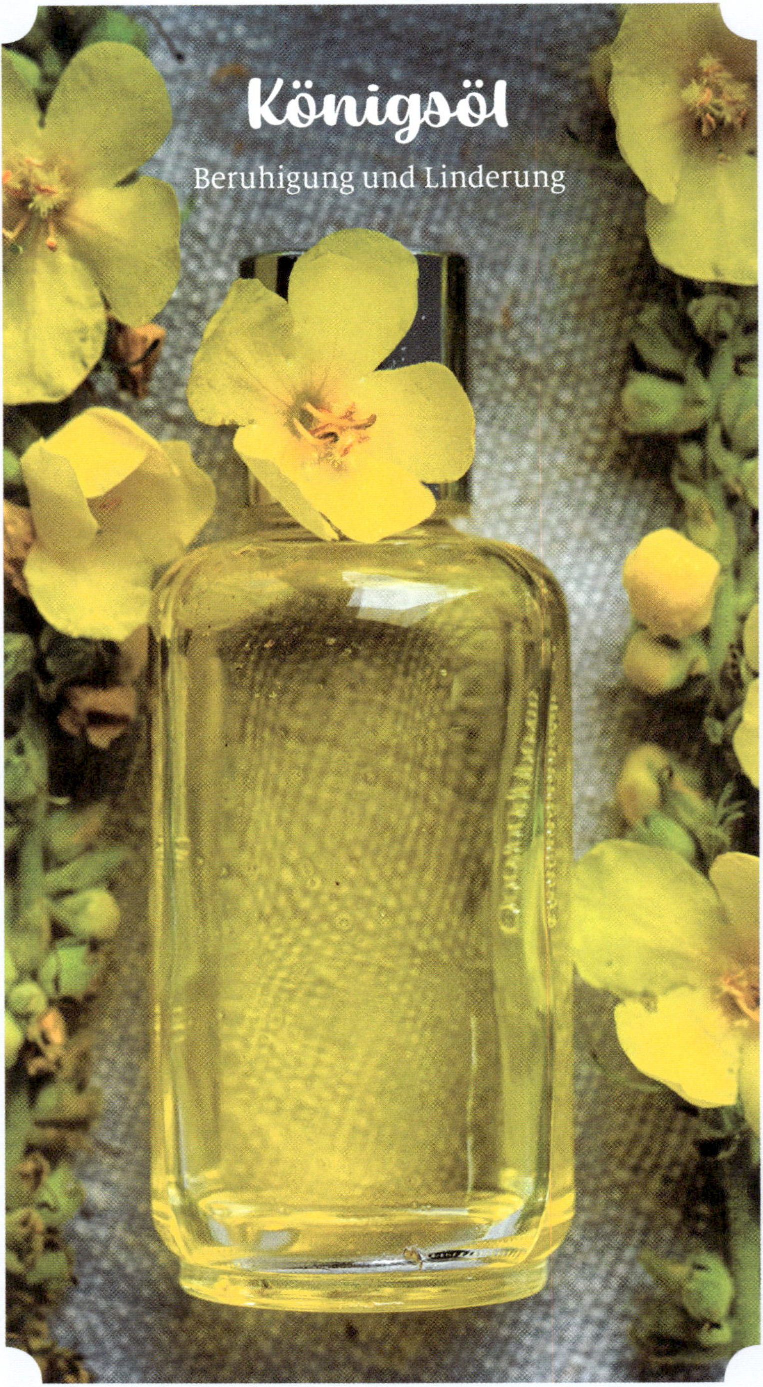
Königsöl
Beruhigung und Linderung

Die Königskerze schenkt uns mit ihren sonnigen Blüten nicht nur ein prachtvolles Erscheinungsbild, sondern auch ein besonders wertvolles Öl. Dieses »Königsöl« wird in der traditionellen Heilpflanzenkunde hergestellt, um Ohrenschmerzen, Ekzeme und chronische Entzündungen zu lindern. Doch seine Anwendung geht weit darüber hinaus: Das Öl wirkt beruhigend bei Nerven- und Gelenkschmerzen, lindernd bei leichten Verbrennungen und Wunden und krampflösend bei Massageanwendungen. Auf seelischer Ebene ermutigt es uns, auf unsere Gefühle zu achten und uns selbst treu zu bleiben! Das Königsöl kann man auch über mehrere Tage ansetzen, indem man immer wieder frisch geerntete Blüten zum Öl hinzufügt.

Zutaten
frische Königskerzenblüten
Mandelöl

Zubereitung
Die frischen Königskerzenblüten etwa bis zur Hälfte in ein sauberes, helles Schraubglas füllen und mit dem Mandelöl übergießen. Die ersten 5 Tage nur mit einem Tuch bedecken, erst dann verschließen. An einem hellen, jedoch nicht direkt sonnigen Ort für etwa 4 Wochen stehen lassen. Das Öl täglich sanft schwenken, um die Inhaltsstoffe optimal zu lösen. Nach der Ziehzeit das Öl durch ein feines Baumwoll- oder Leinentuch abseihen und in eine dunkle Flasche abfüllen.

Haltbarkeit
etwa 8–10 Monate

Beruhigendes Kräuter-Electuarium

Für süße Träume

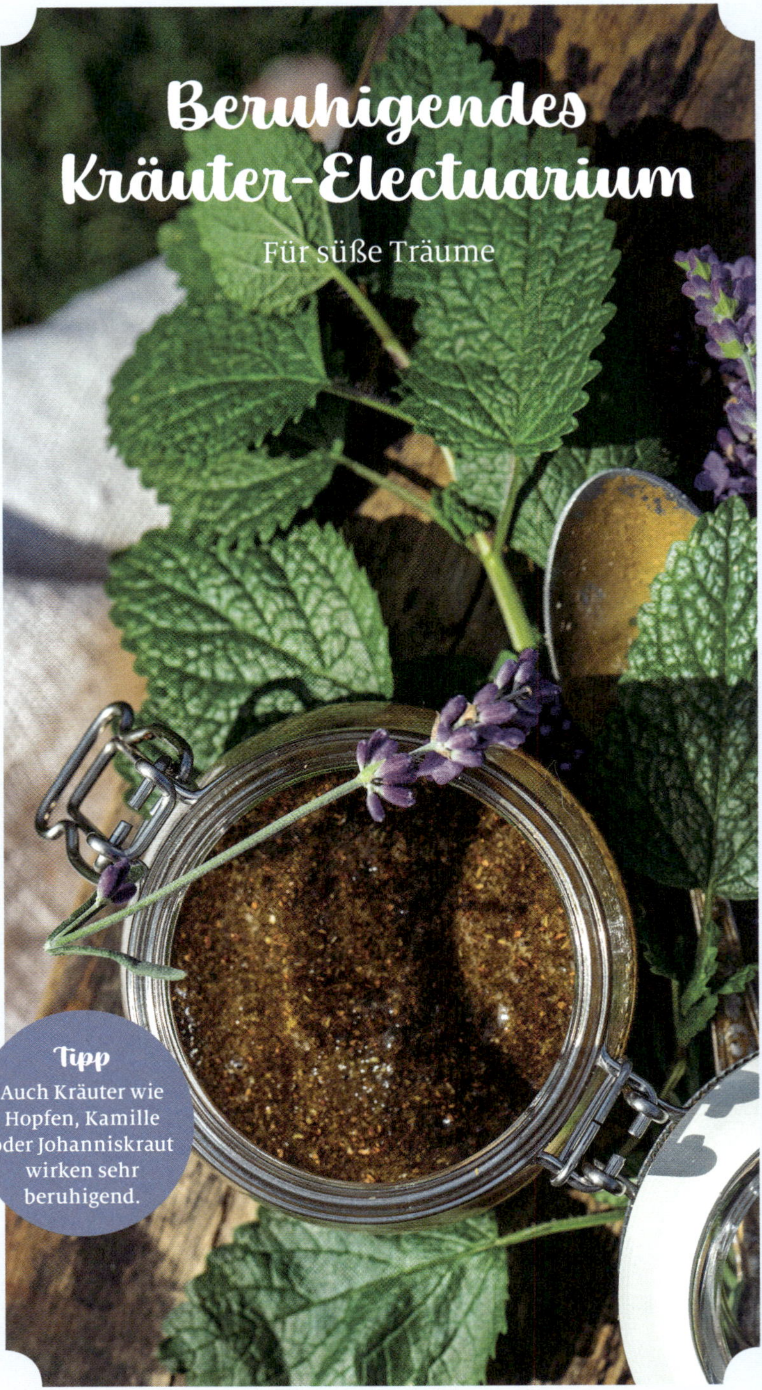

Tipp
Auch Kräuter wie Hopfen, Kamille oder Johanniskraut wirken sehr beruhigend.

Ein Electuarium ist eine alte Zubereitungsform, bei der fein gemahlene Kräuter mit Honig vermischt werden, um eine wohltuende Paste zu schaffen. Der Honig ist nicht nur eine köstliche Basis, sondern auch ein wunderbares Heilmittel an sich. Wenn wir ihn mit beruhigendem Lavendel und sanfter Melisse kombinieren, entsteht ein natürliches Mittel für mehr Gelassenheit und Entspannung. Dieses Lavendel-Melissen-Electuarium ist ideal, um vor dem Schlafengehen oder in Momenten der Unruhe löffelweise genossen zu werden. Die sanften Kräuter wirken entspannend auf Körper und Geist und schenken eine wohltuende Ruhe.

Zutaten
1 TL Lavendelpulver
1 EL Melissenpulver
Mark von 1 Vanilleschote
3–4 EL Honig (nach Geschmack und Konsistenz)

Zubereitung
Die getrockneten Lavendel- und Melissenblätter in einer Mühle oder mit einem Mörser fein mahlen. Anschließend das Kräuterpulver nochmals durch ein feines Sieb streichen, um ein besonders feines Pulver zu erhalten. Das Lavendel-Melissen-Pulver mit dem Vanillemark in eine Schüssel geben und mit dem Honig vermischen, bis eine glatte Paste entsteht. Die Menge des Honigs kann je nach gewünschter Konsistenz und Geschmack angepasst werden. Das fertige Electuarium in ein sauberes Glas abfüllen und gut verschließen.

Haltbarkeit
etwa 6 Monate, kühl und dunkel gelagert

Roll-on gegen Mückenstiche

Juckreiz ade!

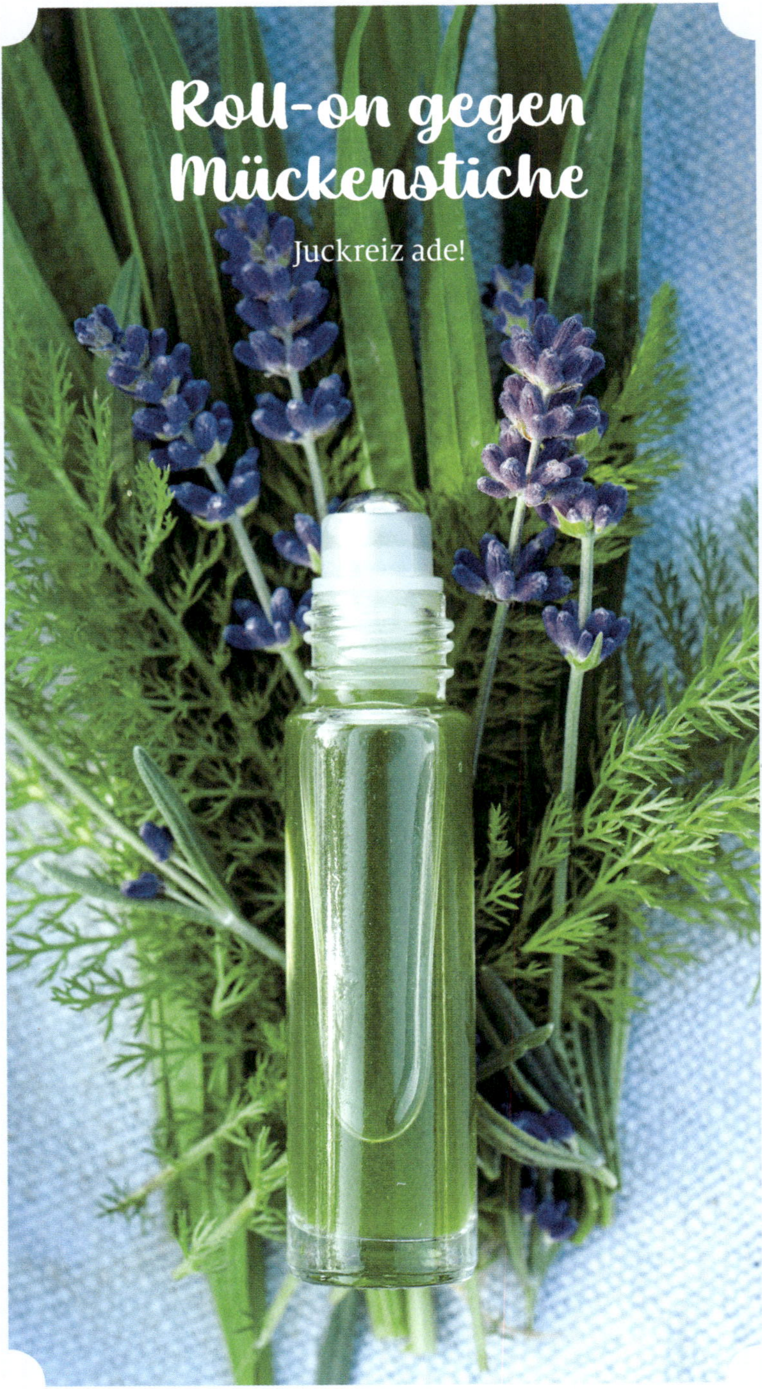

Mit den herrlichen Sommermonaten kommen leider oft auch die lästigen Mückenstiche, die uns juckende Quaddeln und Schwellungen bescheren. Doch in der Pflanzenwelt finden wir wahre Schätze, die uns helfen können. Eine dieser Pflanzen ist der Spitzwegerich, auch bekannt als »Wiesenpflaster«. Mit seinen entzündungshemmenden und juckreizlindernden Eigenschaften ist er ein kleines Wunder für die Haut. In Kombination mit beruhigendem Lavendel und der heilenden Kraft der Schafgarbe entsteht ein wohltuender Mückenstich-Roll-on, der unterwegs schnell und unkompliziert Linderung verschafft.

Zutaten

frische Blätter von Spitzwegerich und Schafgarbe
Lavendelblüten
Schnaps mit ca. 40 Vol.-%

Zubereitung

Die frischen Kräuter klein schneiden und in ein sauberes, verschließbares Glas füllen, bis dieses etwa dreiviertelvoll ist. Die Kräuter mit Schnaps übergießen, bis sie vollständig bedeckt sind. Das Glas gut verschließen und für ca. 4 Wochen an einem hellen, sonnigen Ort ziehen lassen. Wenn die Tinktur schnell benötigt wird, kann man die Kräuter in einem Mixer fein mixen und die Mischung für einige Stunden ziehen lassen. Nach der Ziehzeit die Tinktur abseihen und in kleine Roll-on-Fläschchen füllen.

Haltbarkeit

mindestens 1 Jahr, kühl und dunkel gelagert

Mädesüßtinktur

Natürliche Schmerzlinderung

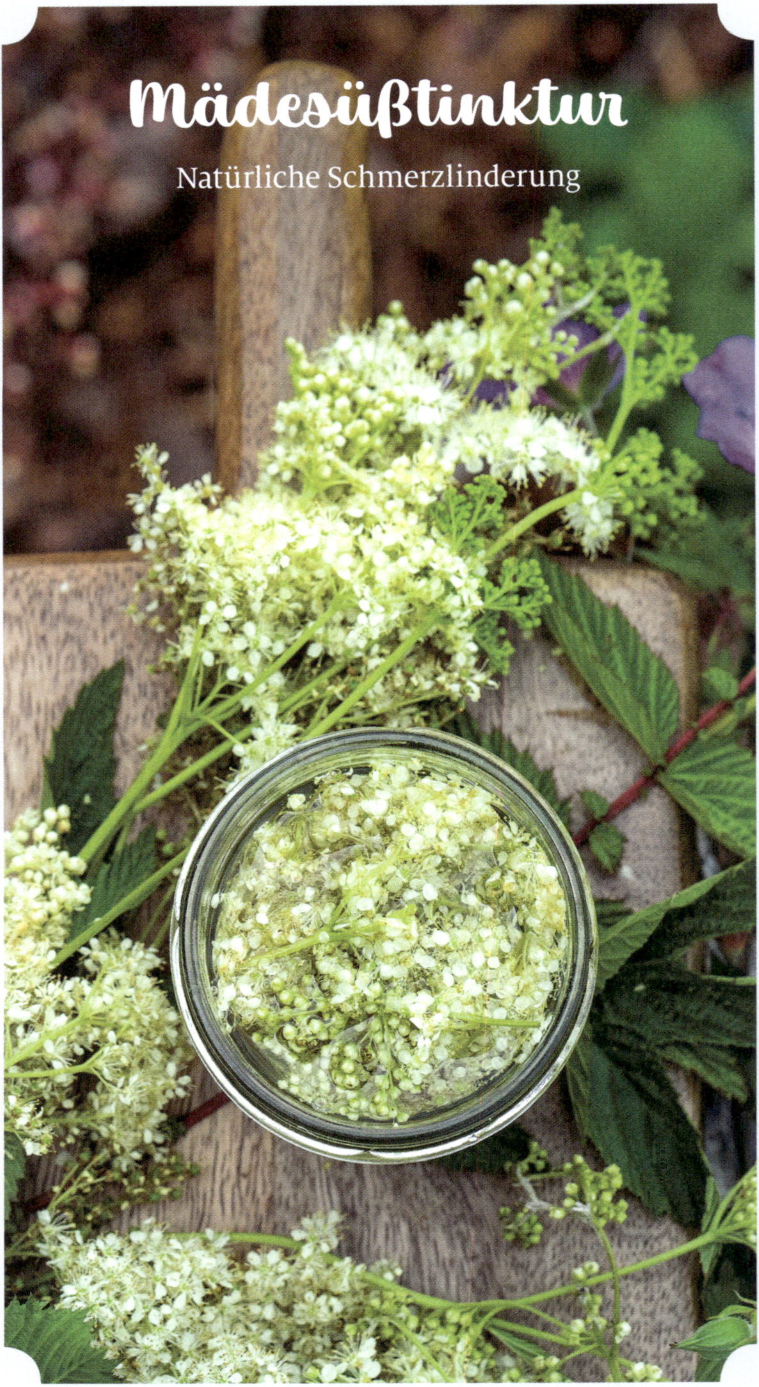

Mädesüß ist ein uraltes Heilkraut, das wie zarte weiße Schaumwolken feuchte Standorte schmückt und Bienen wie magisch anzieht. Unsere Vorfahren schätzten die entzündungshemmende und schmerzstillende Kraft dieser Pflanze schon vor Jahrhunderten. Chemiker fanden im 19. Jahrhundert im Mädesüß salicylhaltige Verbindungen – pflanzliche Vorläufer der Acetylsalicylsäure, die später synthetisch hergestellt und als Wirkstoff im Aspirin bekannt wurde. So hilft Mädesüß auf natürliche Weise bei Kopfschmerzen, Fieber, Erkältungen und Gelenkschmerzen.

Zutaten
frische Mädesüßblüten
Schnaps mit ca. 50 Vol.-%

Zubereitung
Die Mädesüßblüten vorsichtig zerkleinern und in ein sauberes, verschließbares Glas geben, bis dieses etwa dreiviertelvoll ist. Die Blüten vollständig mit Schnaps bedecken, sodass alle Pflanzenteile mit Alkohol bedeckt sind. Das Glas gut verschließen und für ca. 4 Wochen an einem hellen, sonnigen Ort ziehen lassen. Nach der Ziehzeit die Tinktur abseihen und in dunkle Tropffläschchen umfüllen.

Haltbarkeit
mindestens 1 Jahr, kühl und dunkel gelagert

Räuchern und Dekorieren

Duftende Rituale

Das Räuchern mit Kräutern, Harzen und Gewürzen ist ein jahrhundertealtes Ritual, das von Generation zu Generation weitergegeben wurde. In nahezu allen Kulturen diente das Räuchern nicht nur spirituellen Zwecken, sondern auch ganz praktischen: Es schützte Haus und Hof, förderte Heilung und reinigte Wohnräume. Während der Kunst des Räucherns heute oft wenig Beachtung geschenkt wird, spüren viele Menschen eine wachsende Sehnsucht nach diesen achtsamen Ritualen. Die hektische Welt von heute führt uns zurück zu den Wurzeln, zur Kraft der Natur und zur Stille, die das Räuchern in unsere Räume und Herzen bringt.

Früher griff man viel häufiger zu den Schätzen der heimischen Natur – Kräuter, Gewürze und Baumharze wurden zu Festen wie der Walpurgisnacht, dem Johannistag oder in den magischen Raunächten verräuchert. Diese traditionellen Jahreskreisfeste, die wichtige Übergänge im Jahr markierten, gaben den Menschen Halt und Verbundenheit mit der Natur.

Doch nicht nur das Räuchern hat seinen festen Platz in den alten Bräuchen. Kräuter lassen sich auch zu wunderschönen, lebendigen Kränzen binden. Solche Kränze bringen nicht nur die duftende Natur ins Haus, sondern auch eine besondere Raumenergie.

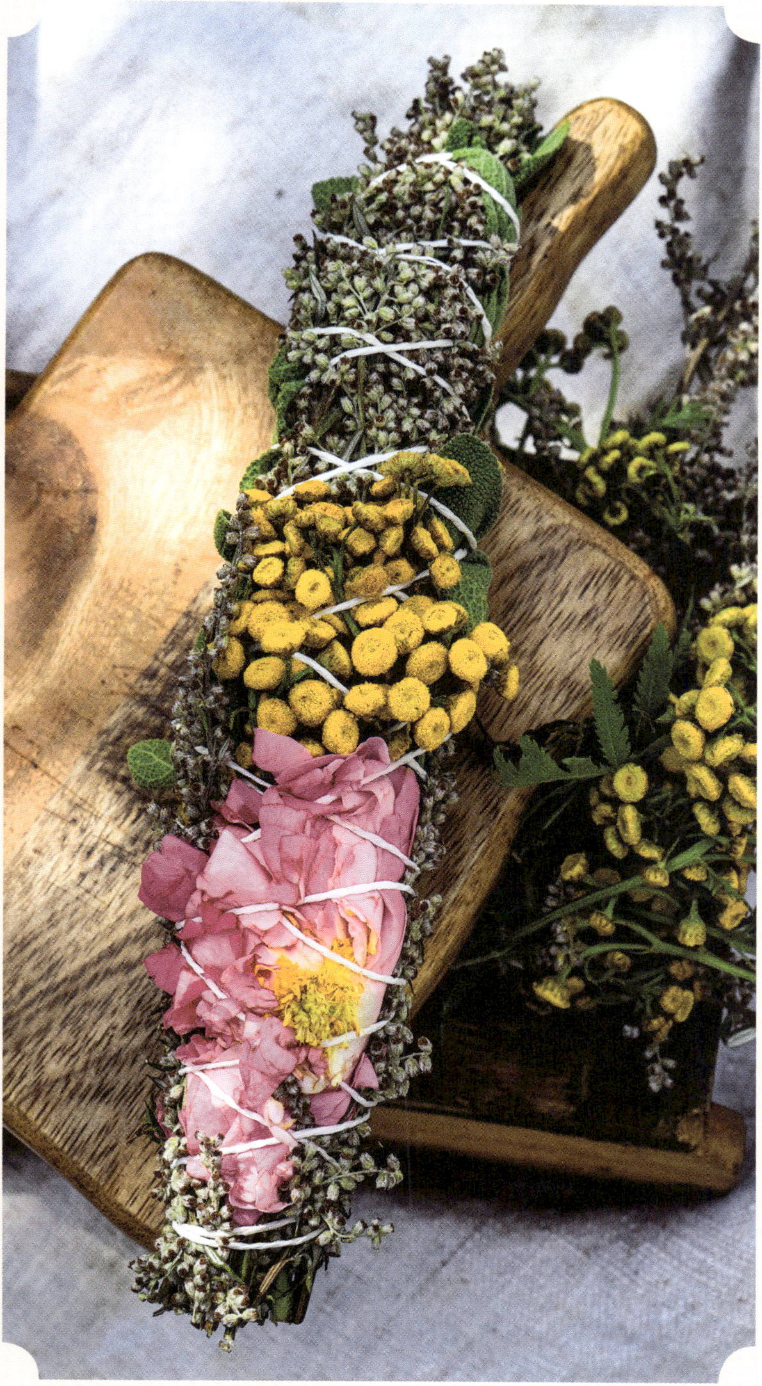

Beifuß und Rainfarn im Bündel

Kräuterzauber für schützende Rituale

Ein Räucherbündel, auch als »Räucherstick« bekannt, ist eine uralte Methode, um die Kraft der Kräuter in ihrer natürlichen Form zu entfalten. Dieses einfache, aber wirkungsvolle Ritual wurde bereits von unseren Vorfahren genutzt, um Räume energetisch zu reinigen, Schutz aufzubauen und Harmonie zu schaffen.

Beifuß ist seit Jahrhunderten als kraftvolles Schutzkraut bekannt, das eine Atmosphäre der Ruhe und Geborgenheit schafft. Er wirkt stärkend und hilft uns, Ängste loszulassen, Selbstvertrauen und Klarheit zu gewinnen und in neuen Lebensphasen mutig voranzugehen. Rainfarn, ein Kraut mit starker abwehrender Energie, wird traditionell verwendet, um negative Einflüsse und »Energievampire« fernzuhalten. Sein Rauch kann Spannungen in der Luft lösen und bringt Klarheit und Leichtigkeit in herausfordernde Umgebungen. Gemeinsam entfalten diese Kräuter eine harmonische, energetisierende Wirkung, die uns auf sanfte Weise schützt und stärkt.

Materialien

frisches Beifußkraut mit Blättern und Blüten
Rainfarnblüten
optional: ein paar Rosenblätter für sanften Duft
Naturgarn

Zubereitung
Beifußkraut mittig knicken und als Bündel zusammenlegen. Rainfarnblüten und Rosenblätter auf dem Bündel platzieren und gut festdrücken. Das Naturgarn an einem Ende befestigen und das Bündel fest umwickeln, dabei die Kräuter sicher einbinden. Am Ende des Bündels das Garn mehrfach wickeln und zurückführen, sodass beim Binden eine Kreuzform entsteht. Das Bündel nochmals umwickeln und am Ende gut verknoten. Das Bündel an einem luftigen Ort mehrere Wochen trocknen lassen.

Zum Räuchern ein Ende des getrockneten Bündels anzünden, die Flamme ausblasen und die Kräuter glimmen lassen. Zum Löschen das glühende Ende in Sand stecken.

Haltbarkeit
mindestens 1 Jahr

Tipp
In dieses Räucherbündel passen auch Eisenkraut, Salbei, Mädesüß oder Johanniskraut!

Räuchermischung für Licht und Wärme

Sonne im Herzen

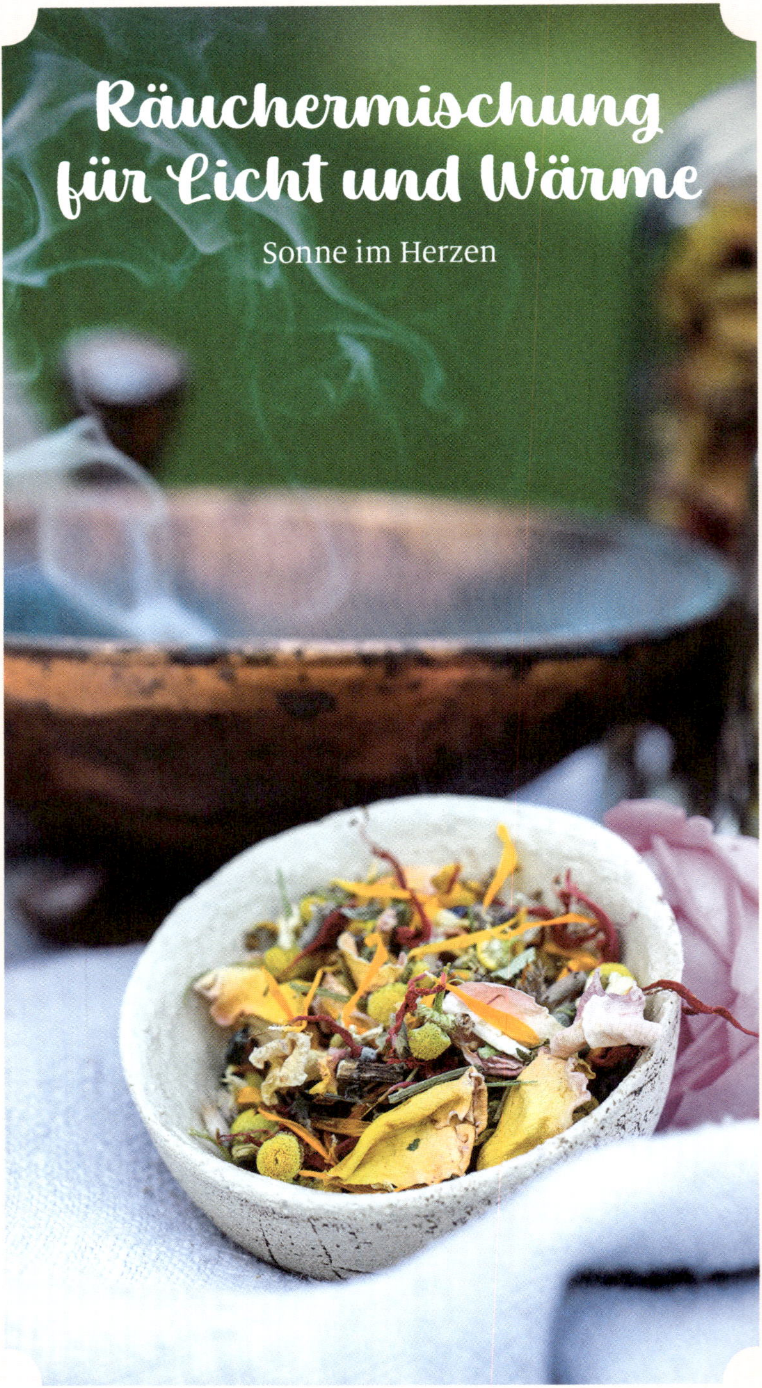

Lass die Sonne in dein Herz und genieße die Leichtigkeit, die diese Räuchermischung mit sich bringt. Wenn sich die Tage grau und schwer anfühlen oder du einfach die Lebensfreude feiern möchtest, dann ist die sanfte Mischung genau das Richtige. Sonnenkräuter wie Johanniskraut, Ringelblume und Königskerze tragen das Licht der Sommersonne in sich und verbreiten eine Atmosphäre der Geborgenheit und Freude. Diese Räucherung bringt Körper und Seele zum Strahlen und schenkt dir einen kleinen warmen Sonnenstrahl im Alltag. Die Mischung eignet sich perfekt, um auf dem Stövchen zu räuchern – die feinstoffliche Energie dieser Kräuter wirkt harmonisierend, erheiternd und stärkend.

Zutaten (jeweils getrocknet)
1 Teil Johanniskrautblüten
1 Teil Königskerzenblüten
1 Teil Ringelblumenblüten
1 Teil Alantwurzeln
1 Teil Engelwurzwurzeln und/oder Engelwurzsamen
½ Teil Kamillenblüten
½ Teil Goldmelissenblüten
1 Teil Propolisharz
½ Teil Dammarharz

Zubereitung
Alle Zutaten in einer Schüssel mischen. Die Mischung in ein verschließbares Glas füllen und dunkel lagern. Vor dem Räuchern die gewünschte Menge in einem Mörser zerkleinern, um die Aromen besser freizusetzen.

Haltbarkeit
mindestens 1 Jahr

Räucherbündel voller Licht

Sommertanz für die Seele

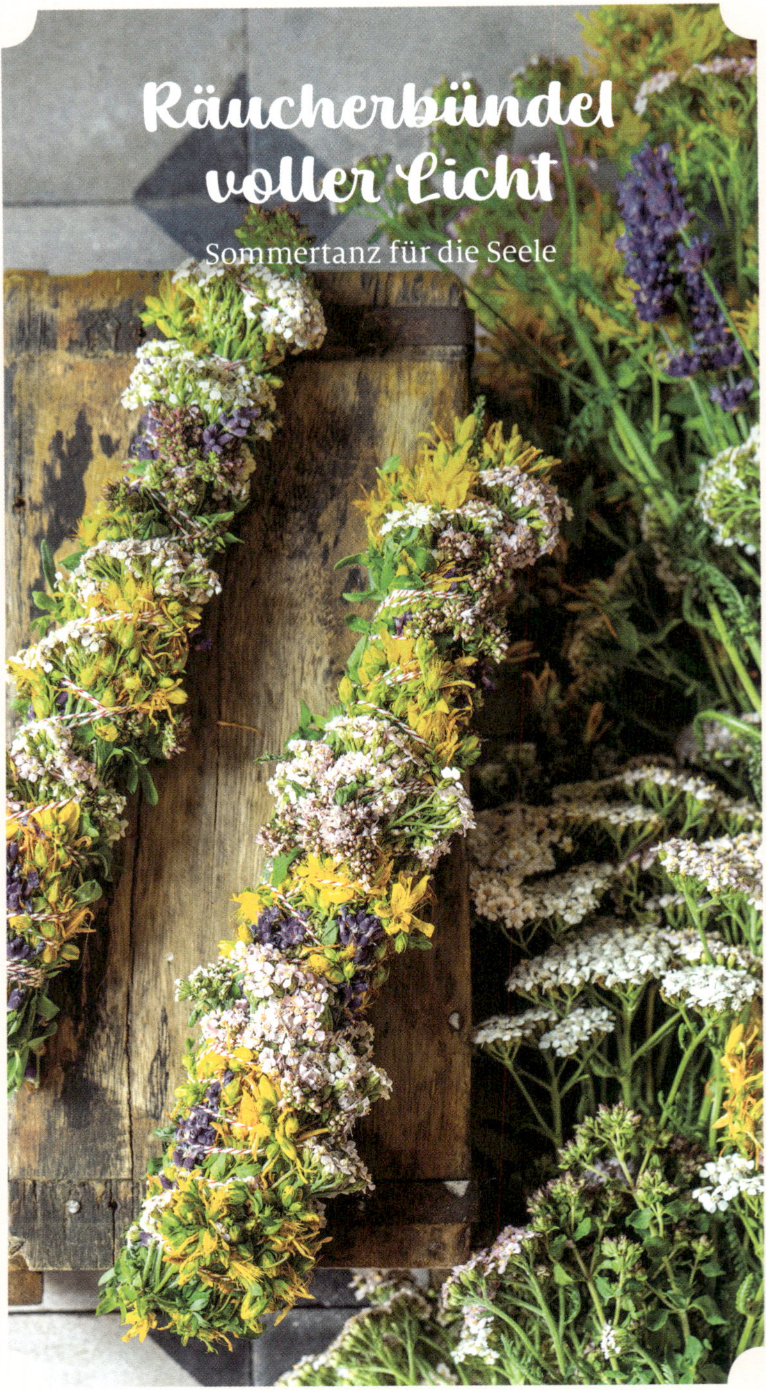

Die duftenden Kräuter aus Wiese und Garten verschmelzen hier zu einem harmonischen Ensemble. Mit jedem Glimmen entfalten sich die Wärme und Leichtigkeit des Sommers, die uns sanft einhüllen und den Alltag für einen Moment erhellen. Dieses Bündel lässt sich einfach und schnell anwenden – ideal für eine kurze Auszeit voller Freude, Leichtigkeit und positiver Energie.

Johanniskraut bringt Licht und Schutz, wirkt ausgleichend und hebt die Stimmung. Schafgarbe fördert die innere Weisheit und eine beschwingte Leichtigkeit. Rosmarin und Lavendel schaffen eine wohltuende Raumenergie, die stärkt und beruhigt zugleich.

Materialien

Johanniskraut, Schafgarbe, Rosmarin, Lavendel
Naturgarn

Anleitung

Die Blütenstängel zu einem Bündel formen, dabei die Blüten entlang der Länge des Bündels versetzt anordnen. Längere Stiele können umgeknickt werden. Das Naturgarn an einem Ende des Bündels befestigen und das Bündel fest umwickeln, um die Kräuter sicher zu fixieren. Am Ende mehrfach wickeln und zurückführen, sodass beim Wickeln ein Kreuzmuster entsteht. Das Garn gut verknoten. Das Bündel an einem luftigen Ort für mehrere Wochen trocknen lassen. Zum Räuchern ein Ende des getrockneten Bündels anzünden, die Flamme ausblasen und das Bündel glimmen lassen. Zum Löschen das glühende Ende in Sand stecken.

Haltbarkeit

mindestens 1 Jahr

Kräuterkranz mit Schafgarbe und Dost

Schützend und wild

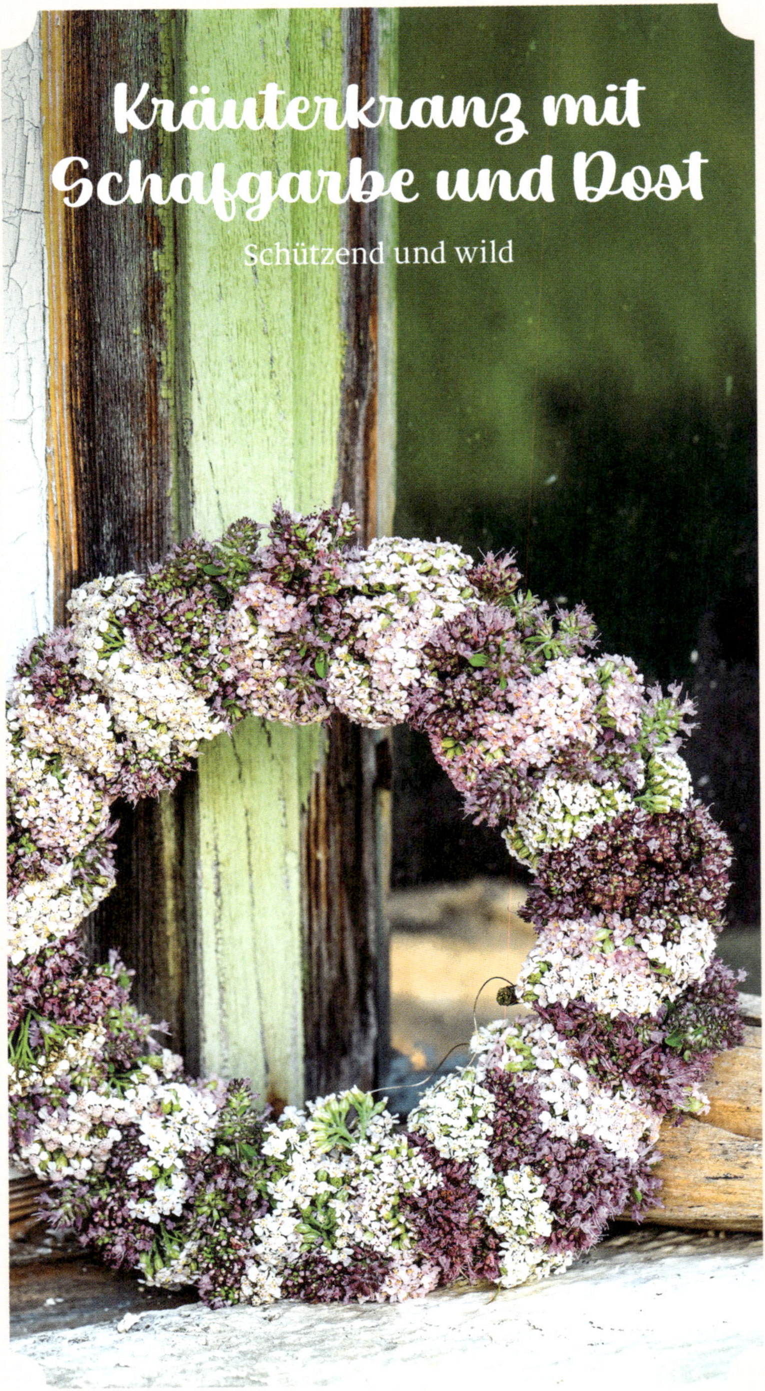

Ein selbst gebundener Kräuterkranz verbindet die Schönheit der Natur mit der Kraft uralter Symbole. Die runde Form des Kranzes steht für Unendlichkeit, Vollkommenheit und den ewigen Kreislauf der Natur. Dieses traditionelle Kunstwerk trägt die Geschichte von Sonnwendfeiern, Siegeskränzen und göttlichen Symbolen in sich und begleitet uns als Dekoration, Ritualobjekt oder persönliches Geschenk durch das Jahr. Besonders Schafgarbe und Dost sind wahre Schmuckstücke für einen solchen Kranz – mit ihrem zarten Duft und den Blüten ziehen sie nicht nur Bienen und Schmetterlinge an, sondern erfreuen auch unser Herz. Dieses Projekt lädt dazu ein, mit den Händen zu arbeiten und die Verbindung zur Natur in ihrer schönsten Form zu feiern.

Materialien
frische Schafgarbe und Dost
Metall- oder Holzring
Wickeldraht
Band zum Aufhängen

Anleitung
Die Stiele von Schafgarbe und Dost auf etwa 5–8 cm Länge kürzen. 3–5 Blütenstängel zu kleinen Bündeln zusammenlegen. Den Wickeldraht an einer Stelle des Rings befestigen, indem man ihn ein paar Mal fest um den Ring wickelt. Anschließend ein Kräuterbündel auf den Ring legen und mit dem Draht fest umwickeln, um es zu fixieren. Das nächste Bündel leicht überlappend auf den Stielen des vorherigen Bündels platzieren. Den Draht fest wickeln, sodass die Blüten dicht anliegen. Diesen Schritt wiederholen, bis der gesamte Ring bedeckt ist.

Die Stiele des letzten Bündels vorsichtig unter die ersten Blütenköpfe schieben, damit der Übergang nahtlos wirkt. Den Draht erneut fest um den Ring wickeln. Das Drahtende auf der Rückseite des Kranzes verdrehen, den überschüssigen Draht abschneiden und die Enden flach an den Ring drücken. Zum Aufhängen ein Band um den Kranz befestigen.

Tipp

Du kannst auch noch andere duftende Kräuter, beispielsweise Rosmarin, einbinden – so kommt weitere Farbe und Duft hinzu.

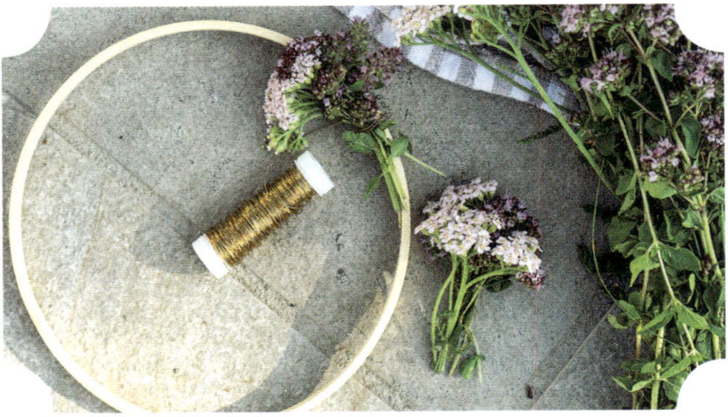

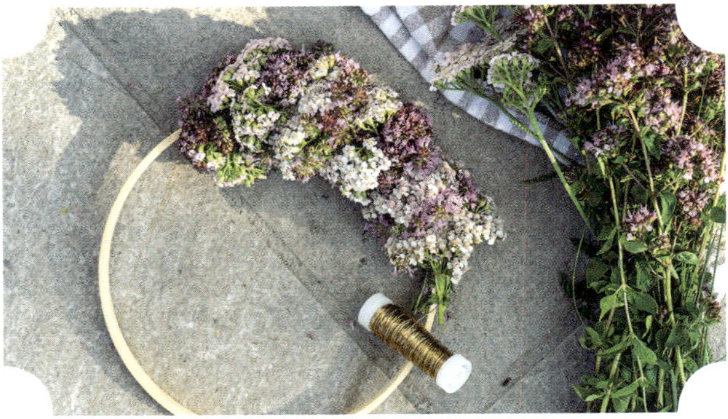

Schutzkranz mit Beifuß und Rainfarn

Alte Kraft, neu gebunden

Kräuter sind wahre Alleskönner – sie schenken uns Heilung, Schutz und Energie, während sie Körper und Seele gleichermaßen berühren. Ein Kranz aus Beifuß und Rainfarn verbindet die Symbolik dieser kraftvollen Pflanzen: Beifuß steht für Schutz und Weisheit, während der sonnengelbe Rainfarn Lebensfreude und Wärme ausstrahlt. Ergänzt wird die natürliche Pracht durch feines Waldgras, eine Seggen-Art, welche in vielen Wäldern üppig wächst. Früher wurde dieses auch als »Rasch« bezeichnet und für Matratzenfüllung genutzt.

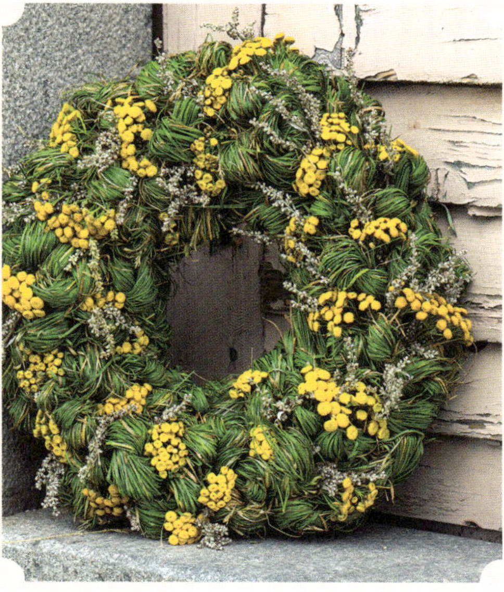

Materialien
Waldgras
Strohrömer (Kranzrohling aus Stroh)
Wickeldraht
frischer Beifuß und Rainfarn

Anleitung
Ein Bündel Waldgras in der Mitte zu einem Knoten zusammenbinden und so zusammenlegen, dass der Knoten nach oben zeigt. Den ersten Waldgras-Knoten auf dem Strohrömer platzieren und mit Wickeldraht befestigen. Den Draht fest um das Bündel und den Strohrömer wickeln, sodass das Gras sicher hält. Mehrere Waldgras-Knoten nacheinander befestigen, um eine gleichmäßige Basis zu schaffen. Dann ein kleines Bündel Beifuß und Rainfarn auf den Kranz legen und ebenfalls mit Draht fixieren. Waldgras-Knoten und Kräuterbündel abwechselnd auf den Strohrömer legen und sie fest mit Draht umwickeln. Schrittweise um den Kranz arbeiten, bis die gesamte Oberfläche bedeckt ist. Die letzten Bündel und Knoten unter die ersten Lagen Waldgras schieben, sodass die Übergänge nahtlos wirken. Das Drahtende auf der Rückseite des Kranzes verdrehen, überschüssigen Draht abschneiden und die Enden flach an den Strohrömer drücken. Ein dekoratives Band am Kranz befestigen, um ihn sicher aufzuhängen.

Tipp
Du kannst auch andere Kräuter wie Eisenkraut, Schafgarbe, Engelwurz, Alant oder Salbei in den Kranz einbinden. Solltest du kein Waldgras zur Verfügung haben, kannst du auch Heu oder andere Gräser verwenden.

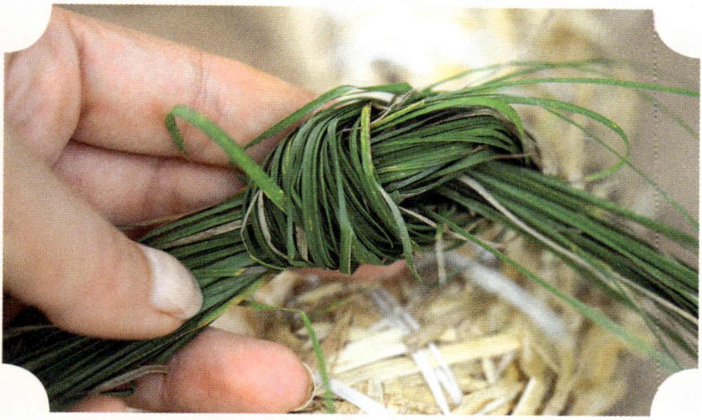

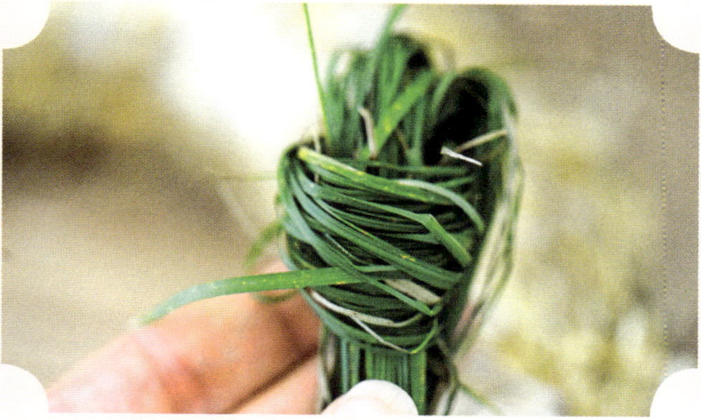

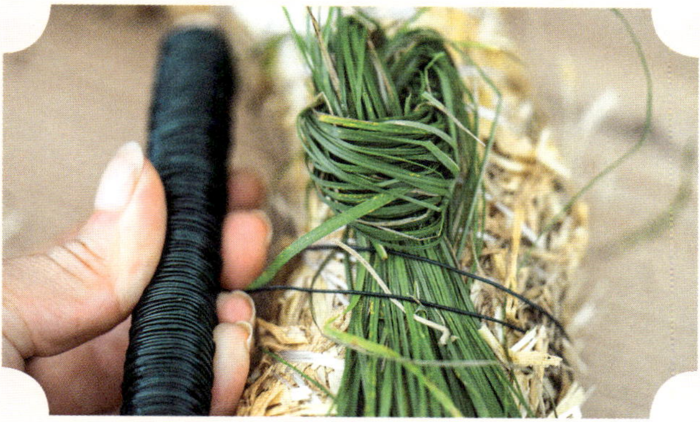

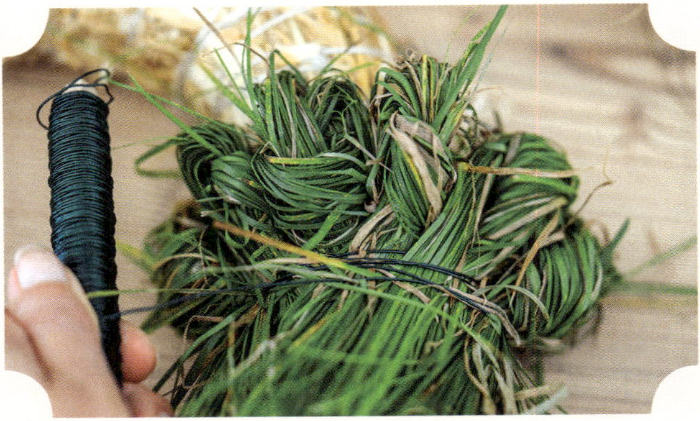

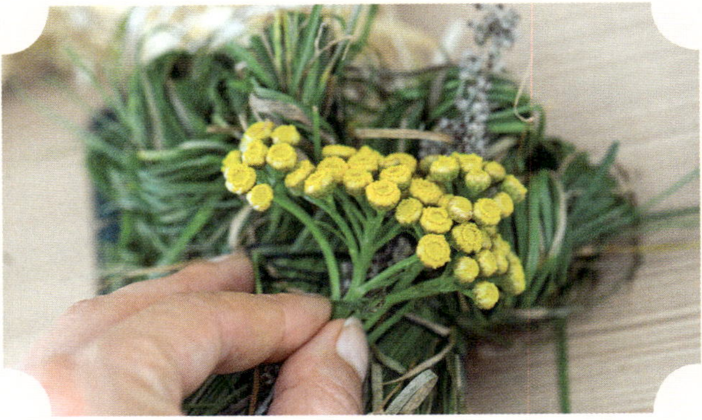

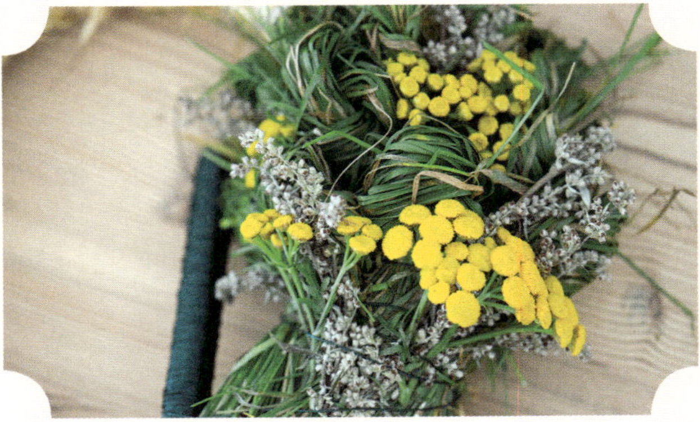

Über die Autorin

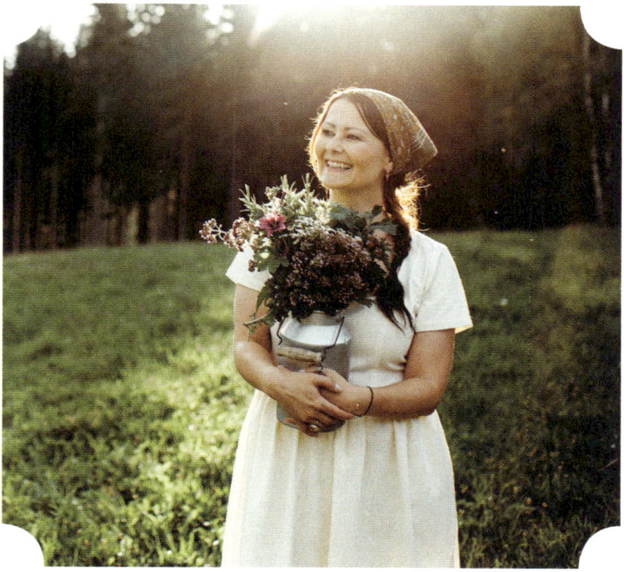

Doris Kern, Jahrgang 1983, ist ausgebildete Kräuterpädagogin und TEH-Praktikerin. Auf ihrem Blog *Mit Liebe gemacht* und in ihren Büchern erzählt sie von der Kraft der Heilkräuter und der Wirksamkeit altbewährter Hausmittel. Mit köstlichen Genussrezepten und nachhaltigen Bastelideen regt sie Groß und Klein zum Nachmachen an. Gemeinsam mit ihrer Familie lebt sie im Mühlviertel, wo sie ihr Wissen rund um die Schätze der Natur in Workshops weitergibt.

Impressum

Gesetzt aus der Milo Serif Pro und der Baguet Script

Covergestaltung: Isabel Neudhart-Haitzinger
Einband-, Innenteilgestaltung und Satz: Marlene Auer
Bilder Cover und Innenteil: Doris Kern, außer S. 4, 8, 10, 68, 143: Anika Ecker, S. 12: Adobe Stock / Dmitry Presnyakov, S. 16: Adobe Stock / Oksana, S. 20: Adobe Stock / askaflight, S. 24: Adobe Stock / Rhönbergfoto, S. 28: Adobe Stock / Iva, S. 32: Adobe Stock / Joanna Tkaczuk, S. 36: Adobe Stock / Schlesier, S. 40: Adobe Stock / wmslon, S. 44: Adobe Stock / nanihta, S. 48: Adobe Stock / dashtik,
S. 52: Adobe Stock / saratm , S. 56: Adobe Stock / bennytrapp,
S. 60: Adobe Stock / Natascha, S. 64: Adobe Stock / nahhan
Lektorat: Dr. Elisabeth Skardarasy

Medieninhaber, Verleger und Herausgeber:
Red Bull Media House GmbH
Oberst-Lepperdinger-Straße 11–15
5071 Wals bei Salzburg, Österreich
info@at.redbullmediahouse.com

FSC
www.fsc.org
MIX
Papier | Fördert gute Waldnutzung
FSC® C084698

Printed by PNB Print, Latvia
ISBN: 978-3-7104-0393-4